Karin Peperkorn

Tinnitus
Die verschwiegene Heilungschance

Die Biomentale Therapie entlarvt ein
blindes Dogma der Schulmedizin
und brachte mir die Heilung

VDG

Karin Peperkorn
Tinnitus
Die verschwiegene Heilungschance
Die Biomentale Therapie entlarvt ein
blindes Dogma der Schulmedizin
und brachte mir die Heilung

Alle Rechte vorbehalten.
Nachdruck - auch auszugsweise - nur mit
Genehmigung des Herausgebers erlaubt.

1. Auflage, 1997

2. Auflage, 2000

© Karin Peperkorn, Essen, Tel/Fax: 02 01-77 84 10

Printed in Germany 2000

ISBN 3-00-005521-5

Inhalt

Einleitung	Seite	1

1. Teil:
Das Leben, die Erkrankung, die Beinaheresignation

Eine kleine Bilanz	Seite	9
Das Leben, so wie ich es führte	Seite	17
Ein gut geplanter Sommertag	Seite	25
Ganz plötzlich krank	Seite	35
Unser Hund	Seite	45
Vergebliche Genesungsversuche	Seite	53
Die Familie - Bin ich wirklich für jeden verantwortlich?	Seite	59
Medikamente	Seite	67
Eine nicht notwendige Untersuchung!	Seite	75
Kein Ausweg!	Seite	83
Unser Sohn - Lebhaft und unverstanden	Seite	87
Ein neuer Versuch	Seite	95
Krank und im Abseits	Seite	99

2. Teil:
Eigenmotivation, die richtige Behandlungsmethode, erste Erfolge

Eine neue Idee	Seite 103
Ein guter Gedanke wird in die Tat umgesetzt	Seite 111
Ein selbsterzeugtes Problem	Seite 115
Der Behandlungsbeginn	Seite 121
Das Kassettentraining	Seite 129
Eine Krise	Seite 139
Das Hauptprogramm	Seite 147

3. Teil:
Veränderung, Heilerfolge, Genesung

Schrittweise eine neue Lebenseinstellung	Seite 157
Das Abschlußgespräch	Seite 171
Ein glückliches Ende	Seite 177
Die Biomentale Therapie	Seite 189
Nachwort	Seite 201

Einleitung

Das Thema dieses Buches ist ein Bericht, der auf der Erkenntnis basiert, daß Tinnitus eine Streßerkrankung ist. Eine Streßerkrankung, die oftmals nicht durch äußerliche Einwirkung entsteht, sondern letztendlich durch selbsterzeugten Streß. Streß, den Sie sich selber machen, der ausschließlich im Kopf entsteht, ohne jeglichen Einfluß von außen. Ganz gleich, welchen Beruf oder welche Stellung Sie haben, ob Sie angestellt, selbstständig oder Hausfrau sind, in Kombination mit der Ihnen eigenen Persönlichkeitsstruktur können Sie jederzeit von dieser Erkrankung betroffen werden. Das Buch zeigt Ihnen, wie einfach es ist, in gewisse Streßsituationen zu geraten, jedoch nicht ohne Ihnen gleichzeitig wichtige Erkenntnisse aufzuzeigen, die jeder, aber auch wirklich jeder, auf sich beziehen und für sich verwerten kann. Da ich selbst ein Opfer dieser Erkrankung war und das Glück hatte, die richtige Behandlung zu finden, möchte ich diese Erkenntnisse an Sie weitergeben. Meine Erfahrungen resultieren aus der Biomentalen Therapie, welche mir durch den Düsseldorfer Arzt und Forscher Dr. med. Hans Greuel vermittelt wurde. Alle Informationen habe ich auf das für Sie Wesentliche reduziert. Das Buch zeigt Ihnen vielfältige Möglichkeiten, Ihr Leben zu verändern, wenn Sie es möchten! Jemand, der seine Probleme lösen will, sollte selbst sich aktivieren und darf nicht erwarten, daß ihm die Lösung frei Haus geliefert wird! Leider ist der Mensch nun mal so, lieber geht er mit seinen Beschwerden zum Arzt und erhofft von ihm Linderung oder Heilung mittels Spritzen, Medikamente oder sonstigen Behandlungen, so daß seine Beschwerden verschwinden sollen. Oftmals wird man enttäuscht, weil die Möglichkeiten der Schulmedizin erschöpft sind. Weder Medikamente noch andere Behandlungsmethoden sind Ihnen hilfreich. Sie verhalten sich so, wie es das Wort Patient bereits andeutet. Patient stammt vom lateinischen patiens - erduldend, leidend. Sie leiden also, erdulden, hoffen auf Gesundmachung. Das ist die Meinung der meisten Menschen, vielleicht auch Ihre? Jedoch ist dieses fast immer unmöglich. Ein Gesundwerden ist nur möglich, wenn Sie es auch wollen. wenn Sie dazu bereit sind! Die Verantwortung für Ihr Leben sollten sie selbst übernehmen, es ist zugleich auch die Verantwortung für Ihre Genesung! Durch die Biomentale Therapie fand ich

Hilfestellung, Beratung und Unterstützung. Jedoch eine Veränderung meines Verhaltens konnte nur ich selbst bewirken. Haben Sie jemals versucht einen Menschen zu verändern? Dann werden Sie auch festgestellt haben, daß dieses unmöglich ist. Aus eigener Erfahrung kann ich dazu nur sagen, daß jede Form von Druck Gegendruck erzeugt. Worauf es bei der Biomentalen Therapie ankommt, ist, aktiv zu handeln, an sich selbst zu arbeiten und zur innerlichen Veränderung bereit zu sein, jede Möglichkeit auszuschöpfen. Führen kann man einen Hund zum Wassernapf, trinken muß er selbst.

Meine Hoffnung ist, daß Sie durch dieses Buch Anregungen und Anleitung finden, Ihr Leben und Ihr Verhalten so zu verändern, daß auch bei Ihnen eine Genesung oder Heilung möglich ist. Die Beispiele stammen von den praktischen Erfahrungen, die ich im täglichen Leben mit der Erkrankung, aber auch mit dem Umsetzen der Biomentalen Therapie in meinen alltäglichen Lebenssituationen gemacht habe. Mein Anliegen ist es, Ihnen nahe zu bringen, daß auch Sie eine Chance auf Besserung Ihres Krankheitszustandes haben. Ihnen zu zeigen, wie oft Sie sich täglich wirklich unnötigen Streß machen und wie wichtig es ist, mehrmals am Tage abzuschalten und sich Zeit zur Entspannung zu nehmen.

Dieses Buch dokumentiert die Wirksamkeit der Biomentalen Therapie auch bei einer schon lange andauernden Tinnituserkrankung. Sie werden es an meinem Beispiel nachvollziehen können. Selbst wenn Ihre Erkrankung sich schon über Jahre hinwegzieht, haben sie noch eine Chance auf Heilung. Allein durch das Erkennen krankmachender Situationen, dem Erlernen, daß es möglich ist, diese abzublocken und abzuwenden, können Sie schon einen bedeutenden Schritt weiter kommen. Hinzu kommt die Wichtigkeit der täglichen Entspannung, des "Pause-Machens". All das ist erlern- und anwendbar. Sie müssen Ihre Situation und Ihr Fehlverhalten nur erkennen und eine gewisse Bereitschaft zum Umdenken haben. Ich denke, dieses Buch zeigt Ihnen an einfachen und deutlichen Beispielen, daß die Handhabung der Biomentalen Therapie kein großes Kunststück ist. Nur der Wille, gesund zu werden, sollte vorhanden sein. Jeder Mensch hat die Fähigkeit, Veränderungen zu bewirken, dabei bedarf es natürlich oftmals der Erfahrungen eines Fachmannes. Der einzige Tinnitusspezialist, der mir im Laufe meiner langjährigen Tinnituserkrankung begegnet ist, und der mir wirklich mit effektiven Techniken hat helfen können, war Dr. Greuel. Ihm und letztendlich meinem Willen, gesund zu werden, verdanke ich meine absolute Heilung. Eine Lebensveränderung oder eine Veränderung der Lebenseinstellung ist eigentlich nur möglich, wenn Sie sich gleichzeitig ein klares Ziel setzen. Ich hatte am Ende meiner Erkrankung nur noch ein Ziel - das Ziel ganz gesund zu werden. Damit war mein Ziel klar definiert. Definieren auch Sie Ihr Ziel, in dessen Richtung Sie sich verändern möchten und können! Verwechseln Sie bitte nicht Ziel und Weg. Wege zum Ziel gibt es viele. Zeigt ein Weg sich als nicht begehbar, so gibt es sicher einen anderen Weg. Oftmals besteht ein Ziel aus mehreren Teilzielen - der Weg der kleinen Schritte. Um das gewünschte Ziel zu erreichen, ist es notwendig, das in der Gegenwart Erlernte mit in die Zukunft zu nehmen, damit es dort seine Wirkung zeigen kann. Daß dieses möglich ist, erkannte ich nach dem Erlernen der Biomentalen Therapie. Dazu fällt mir spontan ein Zitat von Friedrich Schiller ein:

"Dreifach ist der Schritt der Zeit: Zögernd kommt die Zukunft hergezogen, pfeilschnell ist das Jetzt entflogen, ewig still steht die Vergangenheit".

Verändern bedeutet schließlich nichts anderes als sich weiterzubewegen, in eine andere Richtung zu gehen. Weg von der Krankheit - hin zur Gesundheit. Wichtig ist letztendlich, das in der Biomentalen Therapie Erlernte in die berufliche oder häusliche Umgebung mitzunehmen. Von der Theorie zur Praxis. Eine wichtige Brücke ist dabei das Entspannungstraining, welches in der Biomentalen Therapie integriert ist. Dieses Buch wird Ihnen sicherlich manches verständlicher machen. Sie werden sich selbst besser verstehen und einschätzen können. Ich hoffe es motiviert Sie, den von mir gegangenen Weg wenigstens annähernd zu folgen. Für mich war es der Weg zur Gesundheit, zu einem normalen Leben. Meinen Dank an den Wissenschaftler und Forscher, dem Arzt Dr. med. Hans Greuel, dem Erfinder der Biomentalen Therapie.

Eine kleine Bilanz

Ein wichtiger Rückblick

Der folgende Bericht ist ein Teil meines Lebens. Genauer gesagt, ein Lebensabschnitt, der sechs Jahre währte und bestimmt wurde von einer Erkrankung, die in der heutigen Zeit für sehr viele Menschen ebenso lebensbestimmend ist, wie sie mein Leben beeinflußt, nein, fast möchte ich sagen, beherrscht hat: die Tinnituserkrankung. Sechs Jahre mußte ich mit ihr leben, mußte ich mich nach ihr richten und mein Leben dementsprechend gestalten. Es war selten einfach, aus der damaligen Perspektive oft hoffnungslos, jedoch habe ich versucht nicht zu resignieren. Ein gewisser "Überlebenswille" war, Gott sei Dank, vorhanden, und er ließ mich durchhalten. Wenn ich heute ab und zu gefragt werde, wie ich eine so lange Zeit mit dieser Erkrankung leben und zurechtkommen konnte, so kann ich die Frage fast gar nicht mehr beantworten. Irgendwie habe ich es durchgestanden, obwohl ich heute meine, daß es grob gesagt, sechs verlorene Jahre waren. Diese Erkrankung traf mich in einem Alter, in dem viele Frauen sich neu orientieren. Die Kinder werden vernünftiger und berufliche Perspektiven sind noch möglich. Damals hatte auch ich vieles vor, doch Tinnitus, Morbus Menière und ständig wiederkehrende Hörstürze bremsten so nach und nach meine Aktivitäten.

Versuchen möchte ich, mein damaliges Leben in anschaulichen und einfach geschilderten Lebenssituationen, Lebensbereichen und Verhaltensweisen so darzustellen, daß andere Tinnituserkrankte diese Situationen vielleicht mit ihrem eigenen Verhalten vergleichen oder sich in diesen wiederfinden können. Die Lebensumstände sind zwar immer anders, jedoch sind die Verhaltensweisen oftmals ähnlich. Ganz gleich, ob Sie berufstätig oder Hausfrau sind. Nicht immer ist es der Streß, der von außen einwirkt, sondern vielmehr der Streß, den man sich selber macht und das Unvermögen, rechtzeitig die Bremse zu ziehen oder öfter einmal "nein" zu sagen. Mittlerweile habe ich die Erkenntnis gewonnen, daß nichts geschieht, weil es geschieht, sondern die Vorgänge stehen immer unter dem eigenen, selbstverursachten Einfluß. Die Erkenntnisse, die ich den jeweiligen Lebensbeispielen anfügte, bezog ich aus der Biomentalen Therapie, welche ich nach langen Irrwegen endlich durch den Düsseldorfer Arzt Dr. med. Hans Greuel vermittelt bekam. Es ermöglicht Ihnen einen sofortigen Vergleich. Durch diese Therapie, die mir zeigte, wie ich selbst mein Leben hin zum Negativen beeinflußte, wurde es mir möglich, mein Fehlverhalten und irrationales Denken zu erkennen und für mich positiv umzuwandeln. An meiner Denkweise habe ich kontinuierlich gearbeitet, sie immer wieder von mehreren Seiten betrachtet. Ich habe versucht, aus allen Geschehnissen das Beste zu machen, den positiven Blickwinkel zu sehen. Aus meinen Fehlern habe ich stetig gelernt, versucht aus jeder "Zufälligkeit" des Lebens den für mich günstigsten Blickwinkel zu entdecken und alles von einer positiven Seite zu betrachten. Dieses gelang mir so nach und nach. Es war ein langwieriger, aber erfolgreicher Umdenkprozeß. Das Verstehen, Erlernen und Umsetzen der Biomentalen Therapie war, so sehe ich es heute, die wichtigste Zukunftsinvestition, die ich machen konnte. Ohne diese Behandlung durch Dr. Greuel wäre ich heute nicht viel weiter als vor zehn Jahren. Chronisch krank und von den meisten Ärzten als "nicht heilbar" aufgegeben.

Wünschen würde ich mir, wenn mein Buch den einen oder anderen an Tinnitus Erkrankten nachdenklich stimmt oder besser noch, zum Nachdenken anregt. Vielleicht mußte ich den Weg durch diese Erkrankung gehen, damit ich für die Zukunft gegen selbsterzeugten Streß und irrationale Gedanken gefeit bin. Heute bin ich geheilt, dank einer Therapie, auf die ich durch Zufall stieß. Jedoch möchte ich diesen für mich so schlimmen, im nachhinein jedoch auch wertvollen Lebensabschnitt vom Anfang an schildern. Bezeichnen möchte ich diese Jahre heute als wertvolle Jahre, weil mir in dieser Zeit ständig meine Grenzen gezeigt wurden. Wäre das nicht geschehen, wer weiß, was dann mit mir passiert wäre? Ich hätte immer so weiter gemacht, mich unnötig gestreßt und vielleicht eines Tages einen Herzinfarkt oder ähnliches bekommen. Gut ausgegangen wäre es für mich sicherlich nicht. So muß ich die Warnungen, die mir mein Ohr ständig sandte, auch etwas positiv sehen. Es bewahrte mich vor noch schlimmeren Krankheiten, vielleicht sogar vor unabänderlichen. Letztendlich wurde mir ein neuer Weg gezeigt. Ein Weg aus der Krankheit, hin zur Gesundheit. Ein Weg, der sich in mir so eingeprägt hat, daß er mich für die Zukunft vor jeglicher Streßerkrankung bewahren wird.

Stolpern kann jeder, nur sich rechtzeitig wieder aufzufangen, das ist das, worauf es ankommt."

Das Leben, so wie ich es führte

Wie gestalten Sie Ihr leben?

Eigentlich verlief mein Leben bisher so, wie das Leben vieler anderer Menschen auch. Mein dreißigster Geburtstag lag noch nicht allzulang zurück, seit zehn Jahren war ich glücklich verheiratet und Mutter eines quirligen, vier Jahre alten Sohnes.

Seine Kindergartenzeit hatte gerade begonnen und ich die neugewonnene Unabhängigkeit dazu genutzt, meinen Führerschein zu machen. Zum Haushalt gehörte seit neuestem ein junger Riesenschnauzer, den wir uns spontan nach dem Tode unseres Afghanen angeschafft hatten. Dem Anschein nach ging es mir gut. Aktiv war ich und hatte den Kopf voller Pläne und Ideen. Zu diesem Zeitpunkt wurde ich auch zum erstenmal mit dem Ernst des Lebens konfrontiert. Mein Schwiegervater, mit dem ich mich recht gut verstanden hatte, verstarb nach längerem Krebsleiden qualvoll. Intensiv hatte ich mich um ihn gekümmert. Vom Beginn seiner schweren Erkrankung bis zum qualvollen Ende. Noch nie zuvor hatte ich einen Menschen gesehen, der so viel erdulden mußte und auch tapfer ertragen konnte. Manche Krankheitsphase durchlitt ich mit ihm. Als es mit ihm zu Ende ging, informierte man mich zuerst. Leider schaffte ich es nicht mehr, rechtzeitig zu ihm zu kommen. Er verstarb, ohne daß ich von ihm Abschied nehmen konnte. Mit seinem Tode kam ich sehr schwer zu recht, zu lange hatte ich ihn leiden sehen, stand oftmals zwischen Hoffen und Bangen. Daß er diesen Kampf letztendlich doch verlor, war zwar vorauszusehen, jedoch wollte ich es einfach nicht wahrhaben, nicht akzeptieren. Auch mein Vater sollte sich kurz danach einer aufwendigen Operation unterziehen. Er stand vor einer Amputation seines rechten Beines. Alles mir mögliche setzte ich in Bewegung, um ihn davor zu bewahren. Zu dieser Zeit fragte ich alle möglichen Ärzte und erkundigte mich in sämtlichen angiologischen Abteilungen der umliegenden Krankenhäuser nach anderen Möglichkeiten. Wenig Hoffnung wurde mir gemacht, jedoch fand ich ein Krankenhaus, dessen Chefarzt den Versuch wagte und nur die notwendigen Zehen amputierte. Meine Bemühungen waren erfolgreich, der Versuch gelang und er behielt sein Bein. Für mich war es eine sehr aufwendige, streßreiche Aktion, die, Gott sei Dank, dann doch positiv verlief. Trotz des ganzen "familiären Stresses" wollte ich aktiv sein und auch etwas für mich tun. Mitglied wurde ich in einem renommierten Tennisclub. Doch auch das war nicht genug. Da ich ja nun meinte, etwas mehr Zeit für mich zu haben, wollte ich diese nutzen und schloß einen Vertrag in einem neueröffneten Fitnessclub ab. Beiden Aktivitäten ging ich mit Begeisterung nach. Oftmals schaffte ich es, beide Sportarten an einem Tag auszuüben und war darauf besonders stolz. So sportlich und aktiv, daß mir das so ohne große Mühe gelang! Kurzum, ich war ständig beschäftigt, fast gar nicht mehr in der Lage, "nichts zu tun". Das Wort "Faulenzen" klang tatsächlich für mich wie ein Fremdwort. Abschalten und nichts tun, das konnte ich zu dieser Zeit nicht mehr - wollte es wohl auch nicht, da ich in dem Glauben war, alles schaffen und erreichen zu können. Wohl fühlte ich mich dabei nicht immer, war oftmals erschöpft und gereizt, ignorierte jedoch derartige Gefühle. Ich hörte nicht auf das, was mir mein Körper sagte. Nein, schlimmer noch, ich handelte und entschied mich gegen ihn. Reagierte nicht, machte Dinge, die mir überhaupt nicht bekamen. Nein, ich war in dem Glauben, mir noch mehr abfordern zu können, suchte nach Aktivitäten und nahm sie wahr, wann immer sie sich boten. Tennisspielen war gerade groß herausgekommen, und mein gesamter Bekanntenkreis spielte in einem Verein oder hatte einen Dauerplatz gemietet.

So konnte ich über Angebote bezüglich sportlicher Aktivitäten nicht klagen. Hin und wieder stellte ich mir die Frage: "Bin ich eigentlich ein begeisterter Tennisspieler oder nicht?"

Vielleicht spielte ich Tennis ja nur, weil so viele andere es auch taten. "Oder war das Fitneßtraining nicht doch zu anstrengend?" Manchmal war ich nach meinen sportlichen Aktivitäten so erschöpft, daß ich bis zu zwei Tage brauchte, um mich zu erholen. Oftmals war ich lustlos, hätte gerne auch einmal "nein" gesagt, mich zurückgezogen, wollte alles aber nicht wahr haben. Mein Mann war ein begeisterter Tennisspieler und ich wollte ihm nicht nachstehen. Also, was soll es, der Spaß kommt beim Spielen dachte ich mir. Daß dem nicht so war, erkannte ich Jahre später. Aus mir wurde kein begeisterter Tennisspieler. Mit der Zeit merkte ich, daß ich jede Möglichkeit nutzte und Ausflüchte suchte, um nicht spielen zu müssen. Es ist halt wirklich so: Nicht absolut hinter seinen Aktivitäten und Handlungen zu stehen ist immer ungünstig und oftmals auch schädlich! Es sind schlechte Kompromisse, die eine negative Wirkung auf die Gesundheit und die Psyche haben können. Seitdem ich meine Handlungen genau durchdenke und bewußt entscheide, fühle ich mich bedeutend wohler! Ich bin einfach zufriedener. Im Umgang mit meinen Mitmenschen habe ich die gleiche Konsequenz getroffen. Um mich herum sind nur noch Menschen, die ich mag oder respektiere. Sicherlich wird mich das vor gravierenden Enttäuschungen bewahren. Auf diese Weise habe ich mir ein positives Umfeld geschaffen, mit dem ich gut zurecht komme.

Wenn Sie nun über Ihr Leben nachdenken, könnte nicht schon an dieser Stelle eine Parallele vorhanden sein?

Ein gut geplanter Sommertag

Ein nicht geplanter Verlauf

Es war ein heißer Julitag, aber ich fühlte mich ganz wohl. Der Tag hatte für mich früh begonnen und ich hatte mir vorgenommen, ihn zu genießen. Spazierengehen wollte ich mit meinem Hund. Ansonsten hatte ich nichts vor, plante einen Freizeittag, einen Tag ohne Termine, ohne Verabredungen. Das Wetter wollte ich genießen und den Haushalt und sämtliche Verpflichtungen ruhen lassen. Ich freute mich auf einen freien Tag. Solch guter Dinge war ich gerade zum Aufbruch bereit, da schellte das Telefon! Sollte ich noch abheben? Eigentlich war ich ja schon so gut wie aus dem Haus! Aber vielleicht war es wichtig und ich konnte mich doch dementsprechend kurz fassen. Also nahm ich den Hörer ab. Aber es war gar nicht so wichtig. Eine Bekannte aus dem Tennisverein war am anderen Ende der Leitung: "Das Wetter ist so toll, es ist noch nicht ganz so heiß, eigentlich genau richtig zum Tennisspielen. Die Chance, sogleich einen Tennisplatz zu bekommen, ist garantiert noch möglich. Das sicherlich ohne Wartezeit. Hast Du nicht auch Lust dazu?" Lust zum Tennisspielen? Ich war mir nicht sicher. Meine Pläne waren anders, aber wenn ich nun absagte, würde ich unter Umständen ein anderes Mal nicht mehr gefragt werden. Was sollte ich machen? Einerseits wartete mein Hund zum Spaziergang auf mich, andererseits war ich doch in den Tennisclub gegangen um zu spielen. Vielleicht sollte ich dort jede sich bietende Gelegenheit nutzen. Ich sagte zu! Jedoch mit der Einschränkung, erst den Hund ausführen zu müssen. Wohl fühlte ich mich nicht bei dieser Zusage, eigentlich hatte ich meinen Tag ja anders geplant. Nun ja, vielleicht war es ja doch ganz schön Tennis zu spielen. So redete ich mir zu, und wir machten einen Zeitpunkt aus. Eilig rief ich meinen Hund um mit ihm einen kurzen Rundgang zu machen. Im Grunde brauchte er ja mehr Auslauf, und dann das tolle Wetter, eigentlich ideal. Schade, daß ich den Telefonhörer abgenommen hatte. Aber was soll's. Entschieden ist entschieden. Ich beeilte mich, schließlich hatte ich mich verabredet. Gott sei dank schaffte ich alles pünktlich und kam schon ziemlich erschöpft am Tennisplatz an. Und, oh Schreck, was mußte ich sehen? Fast sämtliche Parkplätze waren besetzt, daß bedeutete das auch sämtliche Tennisplätze besetzt sein müßten. Unlustig parkte ich in den vorletzten Platz ein und stieg aus. Meine Tennispartnerin kam mir vorwurfsvoll entgegen. "Wärest du nur fünf Minuten früher hier gewesen, dann hätten wir schon in einer Stunde spielen können!" Oh je, das bedeutete, daß wir mindestens zwei Stunden warten mußten und dann war es Mittagszeit. In der Mittagshitze Tennisspielen, mir schauderte. Aber nun war ich einmal da, meine Tennispartnerin auch, wir trugen uns in die Liste ein. Eigentlich ärgerte ich mich, denn nun geschah das, was ich eigentlich überhaupt nicht wollte. Zwei Stunden mußte ich mich in der Anlage aufhalten, um dann in der Mittagshitze zu spielen. Eigentlich war es nicht in meinem Sinne, aber ich sah keine Möglichkeit aus dieser Situation herauszukommen. Also führte ich zwei Stunden lang mit mir fast unbekannten Menschen oberflächliche Gespräche, um dann, genau in der Mittagszeit, mein verabredetes Tennisspiel wahrzunehmen. Es bekam mir nicht besonders gut. Es strengte mich sehr an, und die Hitze tat ihr übriges dazu. Zudem fühlte ich mich schlapp und hatte zusätzlich einen Druck im Kopf. Die Mittagshitze gefiel mir nicht, zusätzlich bekam ich Kreislaufbeschwerden. Erschöpft und geschafft fühlte ich mich. Jedoch das Spiel abbrechen mochte ich nun auch nicht. Ich spielte weiter bis die Stunde vorbei war. Eine Stunde, die mir wie die Ewigkeit vorkam. Wie schafften es die anderen nur, so fit in der Mittagszeit zu spielen? Verstehen konnte ich es nicht. Völlig erschöpft begab ich mich unter die Dusche um anschließend direkt nach Hause zu fahren. Die Einladung zum Drink im Clubhaus schlug ich aus. Das war normalerweise nicht meine Art. Doch an diesem Tag ging es nicht anders. Ich war erschöpft und wollte nur noch nach Hause. Erholen - ausruhen! Doch vorher mußte ich noch am Kindergarten vorbeifahren, um meinen Sohn abzuholen. Er erwartete mich schon am Eingangstor. Total aufgedreht von den neuen Erfahrungen, die er am Vormittag erlebt hatte. Eindrücke, die er verarbeiten und mitteilen mußte. Er redete ständig auf mich ein. Ich zwang mich ruhig zu bleiben, einfach war es jedoch nicht. Seine "kleinen und großen Probleme" hörte ich mir an und hoffte nur, daß er bald müde würde. Zuhause angekommen erwartete mich ein ausgeschlafener, gelangweilter und übermütiger Hund. Er hatte es geschafft, die Wohnung in einen chaotischen Zustand zu bringen. Dafür brauchte er nicht lange, es war sein Hobby. Na das konnte ja herrlich werden, ein aufgedrehtes Kind, ein übermütiger Hund und ich total erschöpft. Wie sollte ich diese Situation nur in den Griff bekommen? Doch welche Frage stellte ich mir da? Diese Situation mußte ich in den Griff bekommen. Ich hatte keine andere Wahl. Also hieß es Mittagessen kochen, die Wohnung wieder aufräumen und anschließend mit Hund und Kind spazieren gehen. Keine Zeit für Entspannung und Ausruhen. Na ja, vielleicht bekam ich am Abend die Möglichkeit früh zur Ruhe zu kommen. Ich wünschte es mir, aber dem war nicht so. Mein Mann kam am Abend spät von der Arbeit nach Hause, auch müde und erschöpft, mein Sohn war total überdreht und wollte nicht schlafen gehen, außerdem war der Hund unausgeglichen, wohl weil der Auslauf nicht groß genug war. Mein Zustand war mittlerweile so, daß ich selbst unausgeglichen, nervös und gereizt war, wahrscheinlich gar nicht mehr in der Lage war, zu entspannen und abzuschalten. Wie anders hatte ich mir diesen Tag vorgestellt? Genießen wollte ich ihn, frei sein und keine Termine haben. Was war nun daraus geworden. - Lag es an mir? Konnte ich es ändern? Sicherlich, hätte ich nur zu meinen Plänen gestanden! Aber nein, mal wieder hatte ich nicht nein sagen können, hatte mich mitreißen lassen. Zu alledem stieg nun Wut in mir hoch, weil ich eine Schwäche in mir verspürte, mit der ich nicht zurechtkam. Doch wie sollte ich es anders machen? Ich mußte damit zurechtkommen, andere schafften das doch auch, und dann noch fast perfekt. Ich wollte auch alles schaffen, meinen Verpflichtungen nachkommen, sportlich und fit sein. Vielleicht reichte die Nachtruhe ja doch zur Erholung aus? Es müßte genügen, sonst könnte ich mein Pensum am nächsten Tag nicht schaffen. In dieser Nacht schlief ich schlecht und wachte unausgeruht auf. Die wenigen Stunden Schlaf hatten zur Erholung nicht gereicht. Betrachte ich mein damaliges Verhalten aus der heutigen Sicht, nachdem ich die Biomentale Therapie erlernt habe, so kann ich darüber nur noch staunen. Ich hatte meinen geplanten Tagesablauf durch einen Anruf völlig durcheinanderbringen lassen. Dinge getan, die ich eigentlich nicht hatte tun wollen. War gefällig und trotzdem unzufrieden. Hatte mich, ohne zu überlegen, mitziehen lassen und war dadurch gestreßt und überfordert. Wie anders wäre mein Tag verlaufen, hätte ich ihn nach meinen Vorstellungen verbracht? War es gut für mich meine Pläne zu verändern? Heute würde ich in jedem Falle nein sagen. Damals dachte ich nicht im geringsten darüber nach.

Ganz plötzlich krank

Wie ist das möglich?

Ein neuer Tag begann und er war gar nicht erfreulich. Unausgeschlafen erwachte ich nach einer unruhigen Nacht. Seit einiger Zeit litt ich unter Einschlaf- und Durchschlafstörungen. Viel zu viele Gedanken gingen ständig durch meinen Kopf. Den Streß, den ich mir tagsüber machte, konnte ich abends nicht so einfach beiseite legen. Lange bevor ich einschlief, grübelte ich über die unterschiedlichsten Dinge nach. Mitten in der Nacht wachte ich dann wieder auf und sofort waren die Gedanken und Probleme wieder da. Morgens wachte ich mit einer starken inneren Unruhe auf. An diesem Morgen war sie besonders intensiv vorhanden. Irgend etwas war anders als sonst. Hatte ich Kreislaufprobleme? Ich fühlte mich nicht wohl und hatte ein Druckgefühl im Kopf und im rechten Ohr. Es war eine Art Taubheitsgefühl, so als hätte ich mir Watte hineingesteckt. Was war das nur? Eigenartig, auf meinem rechten Ohr hörte ich schlechter! Sollte ich zum Arzt gehen? Hatte ich denn heute Zeit dazu? Eigentlich war mein Tag wieder einmal verplant. Rechtzeitig wollte ich aufstehen und meinen Sohn wecken, damit ich ihn pünktlich zum Kindergarten bringen konnte. Auch mein Hund war schon sehr munter und voller verrückter Ideen. Also versuchte ich die Symptome zu verdrängen. Ignorierte mein Ohr und somit das, was es mir eigentlich sagen wollte. Krank sein paßte nicht in meinen Tagesablauf, wollte ich mir nicht zugestehen. Mein Tag begann wie gewohnt, nur diesmal mit der trügerischen Hoffnung: "Vielleicht ginge es ja auch von selbst wieder weg, besser erst einmal abwarten." War es nur eine kleine Erkältung, dann ginge es mir in einigen Tagen von alleine wieder besser. Warum also gleich zum Arzt gehen, manches heilt die Natur von selbst, sagte ich zu mir und versuchte, die Symptome nicht weiter zu beachten. Zum Arzt gehen? Wie unangenehm! Lieber erst einmal abwarten. Trotzdem, an diesem Tag verhielt ich mich zwar weiter wie bisher, jedoch spürte ich, daß ich mich etwas schonen bzw. meine Aktivitäten einschränken mußte. Es gelang mir nicht so ganz. Trotz des Unwohlseins gönnte ich mir keine Pause. Der notwendige Arztbesuch ließ nicht lange auf sich warten. Genaugenommen waren es zwei Tage. Am dritten Tag wachte ich auf und in meinem Kopf stimmte überhaupt nichts mehr. Die Welt drehte sich um mich und es wurde weder im Liegen noch im Sitzen besser! Ein Gefühl der Hilflosigkeit machte sich in mir breit. Was war das? Was war passiert? Im Bett liegen bleiben wollte ich nicht, konnte ich auch nicht, die Unruhe war stärker denn je. Irgend etwas mußte doch geschehen! Ich versuchte aufzustehen. Doch das war noch schlimmer. Gleichgewichtsstörungen und ein Gefühl, als wäre der Fußboden weich und wattig ließen mich schaudern. Mühsam, mich an den Möbeln und Wänden festhaltend, begab ich mich ins Wohnzimmer. Verzweifelt setzte ich mich auf die Couch. Was war das nur? Normale Kreislaufstörungen konnten es nicht sein, das kannte ich anders. Eine noch nie zuvor gekannte Übelkeit, die aber vom Kopf und nicht vom Magen herkam, machte sich bemerkbar. Mir ging es sehr schlecht. Mein kleiner Sohn war schon munter und wollte in den Kindergarten. Ihm Frühstück zubereiten, dazu war ich nicht in der Lage, ihn zum Kindergarten zu bringen schien mir ganz unmöglich. Konnte ich heute meinen Verpflichtungen nicht nachkommen? War es möglich, daß mir die Gesundheit dieses Mal einen Streich spielte und mich matt setzte? Mühsam erklärte ich ihm, daß es mir nicht gut ging und der Kindergarten ausfallen müßte. Er bemerkte zwar meine Veränderung, verstand es jedoch nicht. Wie sollte er auch, ich verstand es ja selbst nicht! Ich versuchte zu denken. Eigentlich war er ja doch schon ganz vernünftig und den Weg zum Kindergarten kannte er. Auch hatte ich ihn immer wieder auf den Straßenverkehr aufmerksam gemacht. Sollte ich ihn alleine gehen lassen? Konnte ich es wagen? Sein Temperament war für mich an diesem Morgen überhaupt nicht zu ertragen. Was sollte ich machen? Kurzum, an diesem Morgen ging mein Sohn zum erstenmal alleine zum Kindergarten. Zu meinem schlechten Gesundheitszustand gesellte sich mein schlechtes Gewissen. Was war ich doch für eine schlechte Mutter, noch nicht einmal in der Lage meinen Sohn ordnungsgemäß zum Kindergarten zu bringen. Auf der Wohnzimmercouch sitzend wartete ich ab. Der Versuch, mich dort hinzulegen mißlang, denn dann wurde es mir noch übler. Zusammen mit dem Drehschwindelanfall hatte sich ein lautes Rauschen und Pfeifen in meinem rechten Ohr eingestellt. Ich versuchte, meinen Mann telefonisch zu erreichen, er war jedoch außer Haus.

Meine Mutter kam und kümmerte sich um mich, jedoch helfen konnte sie mir auch nicht. Mehrere Stunden saß ich so da, bis der Drehschwindel nachließ und ich die Möglichkeit hatte, zum Arzt zu fahren. Mühsam machte ich mich fertig und bestellte ein Taxi. Mein Sohn war mittlerweile aus dem Kindergarten zurück und in der Obhut meiner Mutter. Sie war so lieb und kümmerte sich an diesem Tage weiter um ihn. Der Hund mußte, ausnahmsweise, mit dem Garten vorlieb nehmen. Eigenartigerweise verhielt er sich an diesem Tag besonders ruhig. Merkte er instinktiv, daß es mir nicht gut ging? Zu einem Hals-Nasen und Ohrenarzt ließ ich mich fahren und wartete geduldig in seinem Wartezimmer, bis ich an der Reihe war. Er untersuchte mein Ohr, machte einen Hörtest und stellte anschließend die Diagnose. Durchblutungsstörungen im Innenohr, ein Hörsturz, verbunden mit Drehschwindel und Ohrgeräuschen. Ein Hörsturz? Wieso bekam ich einen Hörsturz? Das schien mir unerklärlich! Ich hatte schon einmal von dieser Krankheit gehört, jedoch nie geglaubt, daß es mich treffen könnte. War ich für diese Erkrankung nicht noch zu jung? Fragen, die ich mir nicht beantworten konnte! Fragen, die mir auch nicht beantwortet wurden! Warum traf es mich? Wodurch war sie entstanden? Nach den herkömmlichen Methoden wurde ich behandelt, bekam jedoch keine genauere Erklärung zu dieser Erkrankung. Nun gut, ich hatte einen Hörsturz, jedoch blieb mir Ursache und Grund dieser Erkrankung unklar. Nach einiger Zeit ließen die Drehschwindelanfälle nach und auch mein Ohr regenerierte sich. Das heißt nicht absolut. Die Ohrgeräusche blieben beständig. Mal waren sie laut, mal waren sie leiser. Jedoch stets waren sie vorhanden. Eigentlich war nichts mehr so wie vorher. Doch noch wollte ich alles nicht so ganz wahrhaben. Ich wünschte mir, wieder ohne Ohrgeräusche leben zu können. Daran, mein Leben und mein Verhalten zu ändern, dachte ich nicht. Warum auch? Für meine Erkrankung hatte ich keine genaue Erklärung, wie sollte ich darauf kommen, daß eine Veränderung notwendig war? Man könnte sagen, den meisten Teil meines Lebens verbrachte ich auf der Überholspur. Immer etwas zu schnell, immer unruhig, immer hektisch und neuerdings immer mit Ohrgeräuschen. Auch trafen mich zeitweilig erneute Hörstürze, die mich mehr und mehr schwächten und dann wiederum zur Ruhe zwangen. Am meisten litt ich unter den Drehschwindelanfällen. Auch sie traten von Zeit zu Zeit wieder auf und beeinflußten mein Leben ganz massiv. Und trotzdem versuchte ich, so weiter zu leben wie bisher. Keine Veränderung meines Verhaltens fand statt. Niemand sagte mir, daß ich es verändern müßte. Keiner klärte mich über den möglichen Grund der Erkrankung auf. Zeitweilig bekam ich das Gefühl, daß ich für die Ärzte ein unangenehmer Patient war. Sie schauten mich oftmals nur entsetzt an und wußten keinen Rat, auf meine Fragen keine Antwort. Das Ausmaß dieser Erkrankung konnte ich zu diesem Zeitpunkt jedoch noch nicht übersehen. Noch nicht erahnen, wie sehr sie mein weiteres Leben beeinflussen würde. Ich war krank - jedoch wollte ich es einfach noch nicht wahrhaben.

Unser Hund

Ein nicht erreichtes Ziel

Der Hund wurde älter und kam in die Flegeljahre. Leider geriet seine Erziehung nicht so, wie wir es gerne gehabt hätten. Trotz aller Mühe, die wir uns gaben, bekamen wir ihn nicht dazu, das zu tun, was wir wollten. Nein, viel schlimmer, er machte mit uns was er wollte. Er streßte und war zeitweilig richtig aggressiv. Ausgerechnet meinen Mann, er war absolut vernarrt in diese Rasse, konnte er nicht leiden. Oftmals suchte der Hund förmlich die Herausforderung und griff ihn bei jeder Gelegenheit an. Und je älter er wurde, um so ernsthafter wurden die Angriffe. Für uns wurde er zu einem Problem. Wie wir später vom Züchter erfuhren, war er ein Alpha-Rüde, d. h. für die Hundelaien: In jedem Hunderudel befindet sich ein Rüde, der das Rudel führt und leitet. Er hat das dementsprechende Selbstvertrauen und Durchsetzungsvermögen, welches er anderen Rudelmitgliedern bedingungslos klar macht. Er führt das Rudel, die anderen zum Rudel gehörenden Mitglieder müssen sich unterordnen. Da er die Menschen in seiner engen Umgebung als zum Rudel gehörend ansieht, ordnet er sich entweder unter oder er versucht, das Rudel zu übernehmen. Hunde mit diesen Eigenschaften erkennen erfahrene Hundezüchter sofort, denn sie versuchen sich schon im Welpenalter durchzusetzten. Wir hatten Pech bei der Auswahl unseres Hundes. Wir gerieten an den falschen Züchter und bekamen einen Hund, mit dessen Eigenschaften wir nicht zurecht kamen und dessen Schärfe sich mehr zum Wachhund, aber nicht zum Familienhund eignete. Zudem hatte er eine sehr geringe Reizschwelle und ging bei jeder Kleinigkeit zum Angriff über. Aber trotzallem, wir wollten ihn behalten. Zum einen, weil wir nun einmal die Verantwortung für ihn übernommen hatten, zum anderen, weil wir immer noch hofften, ihn erziehen zu können oder daß er mit zunehmendem Alter, von selbst ruhiger wird. Viele Tage in der Woche verbrachten wir auf dem Hundeplatz, traten auch dem Schnauzerclub bei. Regelmäßig nahmen wir an den Clubabenden und anderen gesellschaftlichen Zusammenkünften teil. Es waren nette Menschen, in deren Gesellschaft wir uns wohlfühlten. Auch besuchten wir mit diesem Hund zahlreiche Hundeausstellungen, einfach weil es uns Spaß machte. Das war allerdings nur im ersten Hundejahr möglich, denn danach hatte der Hund keine Lust mehr, sich ausstellen zu lassen und ließ seinem Unbehagen im Ring freien Lauf. Trotz meiner mangelnden Erfahrung mit dieser Rasse und den allgemein bekannten Schwierigkeiten bot man mir eine Position im Vorstand des Hundevereins an. Ich hatte das Glück - ich wurde gewählt -. Da ich schlecht nein sagen konnte, sagte ich ja! Trotz meiner ständigen Ohrgeräusche, den Hörstürzen und Drehschwindelanfällen fühlte ich mich stark genug für diese Aufgabe. Was damit auf mich zukam, konnte ich von Anfang an gut überschauen. Dennoch brachte ich es nicht fertig, die einstimmige Wahl abzulehnen. Somit hatte ich eine Aufgabe übernommen, der ich eigentlich wegen meines Gesundheitszustandes nicht gerecht werden konnte. Trotzdem hoffte ich, daß ich es schaffen würde. Der Hund benötigte leider immer weniger Schlaf und tyrannisierte die ganze Familie von morgens bis abends. Mein Vorhaben ihn doch noch richtig erziehen zu können, war nach wie vor vorhanden. Oftmals stand ich am Ende eines Tages mit dem Hund und mit meinen Ohrgeräuschen oder Schwindelgefühlen auf dem Hundeplatz, um Unterordnung zu üben. Ich liebte diesen Hund und mein Ziel war es, ihn zu behalten. Meine Aufgaben im Vorstandsbereich waren mal mehr und mal weniger umfangreich. Je umfangreicher sie wurden, um so weniger konnte ich sie wahrnehmen. Zu den Vereinsabenden erschien ich immer seltener. Es machte mich unzufrieden, meinen Aufgaben nicht gerecht zu werden. Zweieinhalb Jahre lernte ich die Hundepsyche kennen, nur um meine Psyche machte ich mir leider keine Gedanken. Die Ohrgeräusche und Drehschwindelanfälle schwächten mich doch mehr, als ich gedacht hatte. Auch die Hörstürze wurden mehr und mehr zum Problem. Die unnötig übernommene Aufgabe und der temperamentvolle Hund taten ihr übriges. Trotz aller Bemühungen gelang es uns nicht, den Hund doch noch zu erziehen. Wir kapitulierten, nachdem er einem Hundeausbilder eine Hand durchgebissen hatte, meinen Mann erneut grundlos angefallen und letztendlich auch unseren damals 6-jährigen Sohn bedroht hatte. Wir gaben ihn zum Züchter zurück. Er nahm ihn ungern, aber wir konnten uns arrangieren und zahlten für ihn Futter und Unterkunft, außerdem bekam er ihn geschenkt und wir beteiligten uns an einer Anzeigenkampagne, um für ihn ein entsprechendes

Umfeld zu finden. Leider fand sich kein neuer Besitzer, und er blieb beim Züchter. Es tat uns unendlich leid, aber es mußte wohl sein. Das Kapitel Hund war für uns vorerst abgeschlossen, aber es ging mir trotzdem nicht besser. Drehschwindel, Ohrgeräusche und Hörstürze plagten mich ständig. Wenn ich diese Geschichte nun mit den nötigen Abstand betrachte, so muß ich leider zugeben, daß ich mit dieser Situation völlig überfordert war. Der Hund, sein Verhalten und unsere Möglichkeiten ihn zu halten, war etwas für uns nicht umsetzbares. Leider hatten wir versucht, etwas zu erreichen, das von Anfang an nicht erreichbar war. Uns fehlte die Vorraussetzung, die Erfahrung. Ein Ziel mußten wir uns setzen, daß nicht eingeplant war, an das wir nicht im entferntesten gedacht hatten. Ungewollt standen wir an vielen Abenden in der Woche auf den verschiedensten Hundeplätzen, um einen Hund auszubilden, dessen angeborene Schärfe uns nicht lag. Unser Verhalten war mehr vom Gefühl als vom Verstand geleitet, wir erkannten zwar die Überforderungssituation, wollten sie jedoch nicht akzeptieren. Hätten wir rechtzeitig reagiert, dann wäre uns solch negative Erfahrung erspart geblieben.

So machten wir gezwungenermaßen Erfahrungen, die wir eigentlich gar nicht machen wollten. Hinzu kam für mich die Belastung, im Vorstand des Vereins tätig zu sein, obwohl ich voraussehen konnte, daß die Aufgabe mir, zusätzlich zu allen anderen Verpflichtungen, viel zu viel werden würde. Ein klares "Nein" hätte mich vor dieser Mehrbelastung bewahrt! Jedoch hatte ich zu diesem Zeitpunkt die wohltuende Wirkung des Wortes "Nein" noch nicht bemerkt. Obwohl meine gesundheitliche Voraussetzung, diesem Streß und den Verpflichtungen standhalten zu können, überhaupt nicht mehr vorhanden war, glaubte ich dennoch, alles schaffen und erreichen zu können. Welch ein Irrglaube! Leider brauchte ich dreieinhalb Jahre, bis ich endlich ein Einsehen hatte und aufgab. Schade, hätte ich mich früher von diesem Hund trennen können, wäre es für mich, eigentlich aber auch für uns alle und natürlich auch für den Hund, besser gewesen. So tat der Streß, den ich mir machte, sein übriges. An eine Genesung war überhaupt nicht zu denken. Nein, eher das Gegenteil war der Fall.

Vergebliche Genesungsversuche

―――――◇―――――

Rückzug in die Isolation

Es ging mir immer schlechter. Zusätzlich zu den Drehschwindelanfällen, den Ohrgeräuschen und den Hörstürzen bekam ich Ängste. Sie entstanden aus einem Unsicherheitsgefühl, dem Unwohlsein im Kopf. Große Menschenmengen mochte ich nicht mehr, kein Gedränge beim Einkaufen, bei Veranstaltungen keine Sitzplätze in der Mitte, keine festen Verabredungen, die mich zum Bleiben zwingen konnten. Ich hatte nur eine Chance, den Rückzug von sämtlichen Aktivitäten. Mehr und mehr zog ich mich zurück. Isolierte mich, wo es nur möglich war. Suchte nicht mehr die Öffentlichkeit. So kam es, daß ich auch nicht mehr zum Tennisspielen ging und nur noch sporadisch ins Fitnesscenter. Mein Mann war weiterhin aktiv, ich fühlte mich krank. Verzweifelt versuchte ich bei meinen Ärzten Hilfe zu finden. Mein HNO-Arzt hatte eine neue Idee. Fangopackungen und Massagen könnten mir gut tun. Ganz in der Nähe gab es ein Massageinstitut, welches zu empfehlen wäre. Verspannungen hätten vielleicht meine Hörstürze hervorgerufen, auch ein Besuch beim Orthopäden wäre erforderlich. Mit meinem Rezept meldete ich mich zu Fango und Massage an und hoffte auf Besserung. Das Institut machte einen guten Eindruck auf mich, auch die junge Frau die mich massieren wollte, fand ich sympathisch. Noch nie zuvor hatte ich eine Fangopackung und Massagen bekommen. Ich fühlte mich ganz wohl und machte es mir auf der Liege bequem. Der Vorhang tat sich auf und die Masseurin kam mit der Fangopackung hereinspaziert. Kritisch sah ich sie an während sie mich in die Fangopackung wickelte. Das war ja schrecklich heiß und eng, was wäre, wenn ich jetzt einen Drehschwindelanfall bekäme? Angst stieg in mir hoch, ich versuchte die "Verpackung" zu erweitern. Prompt handelte ich mir eine Rüge ein. "Nein, nein, so heiß und eng muß es schon sein, sonst ist es wirkungslos!" Wirkungslos? Welche Wirkung erhoffte ich denn? Gerade dachte ich über Drehschwindelanfälle nach! Konnte ich jetzt noch eine Wirkung erwarten? Wenn ja, dann welche? Mir wurde unbehaglich. Zwanzig Minuten vergingen wie Stunden, eine totale innere Unruhe erfaßte mich, bis ich endlich erlöst wurde. Dann ließ ich noch die Massage über mich ergehen. Als ich endlich alles überstanden hatte, stand für mich fest: Massagen okay, Fango nie wieder. Meine

Angst ließ mich zu dieser Entscheidung kommen, nicht mein Verstand. Nun hatte ich noch die Überweisung zum Orthopäden. Vielleicht lag es ja an meiner Wirbelsäule, könnte doch sein? Ab und zu fühlte ich mich verspannt, hatte Beschwerden an meiner Halswirbelsäule. Auch diesen Versuch wollte ich starten. Es vergingen zwei Wochen bis zu meinem Termin beim Orthopäden. Orthopäden haben anscheinend viel zu tun und dementsprechend lang ist die Wartezeit. Aber die Zeit verging und mein Termin kam. Nachdem ich mehrere Stunden im Wartezimmer verbracht hatte, war ich an der Reihe. Endlich konnte ich von meinen Problemen erzählen, doch irgendwie hatte ich das Gefühl, er hörte mir gar nicht richtig zu. Jedenfalls ging er auf kein Gespräch ein. Wahrscheinlich hatte er zu viel zu tun. Das der Patientenandrang groß war, hatte ich schon im Wartezimmer verspürt. Aber vielleicht irrte ich ja, jedenfalls wurde ich geröntgt und mußte anschließend wieder warten. Dann endlich wurde ich hereingerufen. Ich war gespannt, kam ich nun der Ursache näher? Wir standen vor den Röntgenbildern und ich hörte aufmerksam zu. "Na ja, ist nicht ganz in Ordnung, Ihre Wirbelsäule, aber auch nicht besonders auffällig." "Ist das die Ursache für mein Problem ?" erkundigte ich mich. "Kann sein oder auch nicht sein" bekam ich zur Antwort. Er empfahl mir den Strecker, ihn sollte ich in jedem Falle ausprobieren. Möglichst sechsmal hintereinander. Damit beginnen konnte ich sofort. Er war zufällig frei. Ich ließ mich an den Strecker binden und die Zeit verging.

Wohl fühlte ich mich nicht und ich stellte mir die Frage: "Bringt das nun wirklich den Durchbruch?" Es war kein Durchbruch. Die nächsten Termine mußte ich absagen, da ich einen erneuten Hörsturz bekommen hatte. So erledigte sich die Aktion Orthopäde von selbst, und heute muß ich sagen, es war gut so!

Die Familie

Bin ich wirklich für jeden verantwortlich?

Genau in diese Zeit fiel auch der Herzinfarkt meines Vaters. Er kam für uns alle plötzlich, jedoch schien er nicht so schlimm zu sein. Ich sprach mit seinen Ärzten und sie bestätigten mir das. - Nur auf eines sollte ich achten: "Er müsse sich schonen!" Den von ihm so geliebten Garten solle er möglichst nicht mehr pflegen! - Darauf zu achten, nahm ich mir vor. Wir wohnten zwar in separaten Wohnungen, jedoch im selben Haus. Also müßte es für mich doch einfach sein, auf ihn zu achten. Aber es war nicht einfach. Mein Vater hatte seinen eigenen Willen und wollte einfach nicht kürzer treten. Auf mich hören, wollte er schon gar nicht. Ständig stand ich, bildlich gesehen, hinter ihm, ermahnte ihn, dieses oder jenes nicht zu tun. Ich fühlte mich für ihn verantwortlich. Doch geholfen hat es leider nicht, er machte immer, was er wollte. Heute sehe ich die Situationen anders, würde immer wieder sagen, daß jeder für sich selbst verantwortlich ist. Sicherlich, ein guter Rat zur richtigen Zeit ist schon sinnvoll, jedoch das ständige Verantwortungsgefühl, so wie es damals in mir vorhanden war, konnte nicht erfolgreich sein. Wer läßt sich schon gerne ständig bevormunden und kontrollieren? Zwar war meine Absicht gut gemeint und wie ich hoffte nur zu seinem Besten, aber konnte ich wirklich annehmen, damit Erfolg zu haben? Die Erfahrung, die ich machte, zeigte mir, daß dieses nicht möglich war. So stand ich ständig unter Druck und lud mir eine Verantwortung auf, die ich eigentlich gar nicht hatte. Sehr viel später kam ich zu dieser Erkenntnis. Hätte ich zu der damaligen Zeit schon so gedacht, meinem Vater und mir wäre viel Streß erspart geblieben.

Da ich nicht wollte, daß er Auto fuhr, brachte ich ihn nun zu sämtlichen erforderlichen Arztterminen. Er genoß es, doch mich streßte es. Selbst ging ich oft genug zum Arzt und nun saß ich noch seinetwegen stundenlang in den verschiedensten Wartezimmern. Genau kann ich mich noch daran erinnern, daß ich in einer Nacht vor einem Arzttermin, den mein Vater hatte, einen Drehschwindelanfall bekam. Trotzdem fuhr ich ihn am darauffolgenden Morgen mit Unwohlsein im Kopf zum Arzt. Wenn ich jetzt darüber nachdenke, dann fällt mir dazu nur ein: Mein Vater wäre sicherlich auch ohne mich zum Arzt gekommen. Schließlich gab es ja auch noch Taxen und andererseits, wenn er sich abends mit einem alten Bekannten traf, dann fuhr er ja auch, ohne mich zu fragen. Wäre ich nicht gefahren, er hätte sicherlich Verständnis gehabt. Schon damals hätte ich öfter in mich hinein und auf die Signale meines Körpers hören müssen. Mein Ohr hatte mir zeigen wollen, daß mein ständiger Einsatz, verbunden mit immer vorhandener Sorge und einem Gefühl der Verantwortung zu belastend für mich war. Heute ist mir das klar, doch damals hatte ich in diese Richtung überhaupt noch nicht gedacht. Meine Erkenntnis kam spät, jedoch für mich noch nicht zu spät: Viel zu viele Gedanken und Sorgen habe ich mir um einen nahestehenden Menschen gemacht, der eigentlich schon lange, bevor ich auf dieser Welt war, für sich handeln und entscheiden konnte. Sicherlich wäre er auch gut ohne mich zurechtgekommen. Meine übertriebene Fürsorge war schädlich für mich und wenig sinnvoll für ihn. Er dachte nicht im entferntesten daran, mir die Verantwortung für seine Gesundheit zu überlassen. Nur ich wollte sie fast zwanghaft übernehmen. Das Beispiel meines Vaters ist nur eines von vielen. Mit allen Menschen in meiner näheren Umgebung hielt ich es so. Mann, Kind und Hund wurden auch nicht verschont. Wie konnten sie das über all die Jahre nur aushalten? Ständig stand ich hinter ihnen. Sorgte mich um unnötige Kleinigkeiten. Es liegt sicherlich in meiner Persönlichkeit. Noch heute muß ich meine übertriebene Fürsorge zeitweilig bremsen. Es gehört mit zu den Problemen, mit denen ich täglich zu tun habe. Allmählich gelingt es mir immer besser. Jedoch muß ich leider gestehen, daß dieses Verantwortungsgefühl für andere eines meiner Hauptprobleme ist. Mittlerweile komme ich damit zwar immer besser zurecht, aber gerade in diesem Bereich muß ich besonders achtsam sein. Damals war es für mich selbstverständlich, ständig für andere da zu sein, verfügbar zu sein, ein offenes Ohr für meine Mitmenschen zu haben. Das habe ich heute auch noch. Jedoch gelingt es mir mittlerweile sehr gut, meinen Freunden, Bekannten und Verwandten zwar mit Rat und manchmal auch mit Tat zur Seite zu stehen, ohne jedoch deren Probleme zu meinen eigenen zu machen. Für mich ist es ein kleines Kunststück, aber es ist, die Erfahrung zeigte es mir, durchaus möglich. Für andere dasein, Ratschläge und

Empfehlungen geben, sich zeitweise verantwortlich fühlen, das ist eigentlich nur demjenigen möglich, der mit seinem eigenen Leben recht gut zu recht kommt.

Medikamente

Ja oder nein?

Nachdem ich einen erneuten Hörsturz erlitten hatte, empfahl mir mein HNO-Arzt, die normale Dosierung der durchblutungsfördernden Medikamente, welche ich in dieser Zeit täglich einnahm, auf acht bis neun Kapseln zu erhöhen. Gleichzeitig empfahl er mir eine Kur in einer Tinnitusklinik. Na gut, ich nahm die Kapseln, wann immer ich es in dieser hohen Dosis für notwendig hielt, aber zur Kur fahren? Wie sollte ich das denn möglich machen? Mein Sohn war noch nicht so weit, daß er ohne mich zurecht kam und ihn meinen Eltern oder der Schwiegermutter überlassen, das mochte ich auch nicht. Er war ja sehr lebhaft und hatte seit seiner Einschulung ständig Probleme mit den Lehrern. Außerdem waren beide Elternteile auch nicht immer gesund und brauchten ihre Ruhe. Vielleicht könnte mein Mann Urlaub nehmen? Aber diese Idee gefiel mir auch nicht. Zudem waren wir seit neuestem wieder Hundebesitzer, wir hatten uns für einen kleinen Hund entschieden. Nach all den schlechten Erfahrungen wünschten wir uns etwas Unkompliziertes. Eine kleine Westhighlandterrierhündin gehörte seit neuestem mit zur Familie. Ihr Charakter war einwandfrei und problemlos, nur ihre Gesundheit leider nicht. Sie litt unter einer vererbten Herzerkrankung und war ständig müde. Ein ruhiges Tier, das überhaupt keinen Streß machte, aber leider auch Rücksichtnahme erforderte. Na ja, aufgrund all dieser Dinge entschied ich mich gegen eine Kur. Heute bin ich froh darüber, daß meine damalige Situation es mir nicht erlaubte, eine Kur anzutreten. Sicherlich wäre es auch ein Fehlversuch gewesen. So habe ich mir eine Enttäuschung erspart. Versuchen wollte ich, durch die hier ansässigen praktischen Ärzte und natürlich auch den notwendigen Fachärzten, Hilfe zu bekommen. Meinen ersten Versuch startete ich bei einem jungen praktischen Arzt, der gerade neu eine Praxis übernommen hatte. Auf mich machte er einen ziemlich ruhigen Eindruck und ich begann, ihm meine Krankheitsgeschichte in Kurzfassung zu erzählen. Ganz bewußt schreibe ich Kurzfassung, denn mittlerweile hatte ich die Erfahrung gewonnen, daß kein Arzt es gerne mochte, wenn ich anfing, ausführlich zu berichten. Entweder wurde ich unterbrochen, verspürte Hektik und Desinteresse oder ein provokativer Blick auf die Uhr ließ mich verstummen. Er hörte mir zu und sagte seine Meinung. Auch bot er mir an, für meinen nächsten Besuch in seiner Praxis einen Doppeltermin zu vereinbaren, damit ich ausführlich aus meinem Leben erzählen könnte. Seine Meinung zu meiner Tinnituserkrankung war im Ansatz eigentlich recht gut, nur kam sie zu diesem Zeitpunkt noch viel zu früh. Er hielt nichts von durchblutungsfördernden Mitteln! Das konnte doch nicht wahr sein! Gerade das, so glaubte ich damals, hatte mir doch bisher immer recht gut geholfen! Versuchen sollte ich, sobald es mir besser ginge, die Medikamente abzusetzen. Was sollte ich jetzt machen, einerseits wurden mir erhöhte Dosierungen empfohlen, andererseits sollte ich von nun an ohne dieses Medikament auskommen? Mit einem ungutem Gefühl startete ich diesen Versuch. Es ging mir einigermaßen gut, bis auf die ständigen Ohrgeräusche und so setzte ich von heute auf morgen die Medikamente ab. Nur wenige Tage vergingen und ich hatte einen erneuten Hörsturz, verbunden mit Drehschwindel. Im Anschluß daran waren die Ohrgeräusche bedeutend stärker. Es war klar, daß ich sofort wieder anfing, meine Medikamente zu nehmen, und das in hoher Dosis. Von nun an war ich in dem Glauben, daß nur das Absetzen dieses Medikamentes diesen erneuten Hörsturz hervorgerufen hatte. Jedoch hatte ich zu diesem Zeitpunkt keine anderen Gedanken im Kopf, als folgende:" War es gut, daß ich die Kapseln wegließ? Wahrscheinlich brauchte ich sie ja doch? Welchem Arzt sollte ich glauben? Diesem jungen, neuen Arzt oder meinem HNO-Arzt, den ich doch schon länger kannte?" Ständig kreisten diese Gedanken in meinem Kopf. Fragen über Fragen, die ich mir nicht beantworten konnte. Meine Gedanken ließen mich in diesem Fall nicht zur Ruhe kommen. Im Endeffekt entschied mein Ohr für mich! Es reagierte mit einem Hörsturz. Als ich meinen neuen Hausarzt anrief und ihm von meinem Dilemma berichtete, empfahl er mir entsetzt, doch weiterhin die durchblutungsfördernden Mittel einzunehmen. Erneut ging ich zu meinem HNO-Arzt, er bestätigte mir, daß ich auf diese Medikamente nicht verzichten könnte. Während ich das jetzt schreibe wird mir klar: Ich hatte eine innere Abhängigkeit zu diesem Medikament aufgebaut. Durchblutungsfördernde Mittel machen nicht abhängig, jedoch hatten meine Ängste, ohne diese Mittel nicht zurecht zu kommen, für eine Streßsituation in mir gesorgt. Nicht das Absetzen des Medikamentes, sondern mein ständiges Denken, ob richtig oder nicht richtig, meine Unfähigkeit zu entscheiden, meine Angst vor einer erneuten Krankheitsverschlechterung hatten diesen Hörsturz ausgelöst. Zwar machte ich noch einige Male Gebrauch von den mir angebotenen Doppelterminen und versuchte, diesem Arzt aus meiner Vergangenheit zu erzählen. Doch sehr schnell merkte ich, daß mir dieses nicht weiterhalf, nein viel schlimmer noch, ich hatte den Eindruck, daß es mir schadete. Die ständige Konfrontation mit dem Gestern wühlte mich jedesmal auf. Ich befand mich dabei in einer Problemphysiologie. Es gab für mich keine Auflösung oder Lösung meiner Probleme. Nein, es war sogar so, daß ich mich jedesmal mitten in meinen Problemen wiederfand. Es half mir wirklich nicht weiter, zumal von ärztlicher Seite keine Unterstützung kam. Es war ein sich weiter im Kreis bewegen. Dieser Arzt konnte mir zwar gut zuhören, aber er versuchte nicht, mich von meinen Problemen, von meinem Fehlverhalten und meiner Krankheit zu befreien. Das war es ja nicht, was ich eigentlich wollte. Ich hatte nicht die Möglichkeit, aus der Vergangenheit etwas Sinnvolles oder auch Positives mit in die Zukunft zu nehmen. Meine Absicht war es nicht, die gewesenen Geschehnisse loszuwerden, nein, es war meine Absicht, meine Tinnituserkrankung loszuwerden. Also entschied ich mich kurz entschlossen gegen diesen Arzt. Im Moment konnte er mir nicht weiterhelfen.

Eine nicht notwendige Untersuchung !

Wieder einmal unnötig gestreßt!

Mittlerweile nahm ich meine Medikamente wieder in der höchsten Dosierung. Jedoch bemerkte ich, daß nach Einnahme dieser Kapseln mein Magen empfindlich reagierte. Als ich es nicht mehr ignorieren konnte, ging ich erneut zu meinem HNO-Arzt. Vielleicht gab es ja ein anderes Medikament, das mir helfen konnte. Er wußte auch gleich Rat. Bei akuten Problemen sollte ich weiterhin die Kapseln nehmen, für die normalen Probleme gab es das gleiche Medikament als Dragee. Also die Lösung war parat, anstatt Kapseln nahm ich das gleiche Medikament in Drageeform. Der Erfolg blieb der Gleiche: Magenschmerzen und Ohrgeräusche blieben. Ganz gleich ob ich das Medikament in Form einer Kapsel oder eines Dragees nahm. Vorsichtig stellte ich die Frage: Was passiert denn, wenn ich eines Tages keine "vermeintliche Wirkung" mehr verspüren konnte? Könnte es nicht sein, daß bei einer derartig hohen Dosierung mein Körper sich an dieses Medikament gewöhnen würden? Dieses Thema gehörte damals mit zu meinen heimlichen Ängsten. Was würde passieren, wenn mir kein Medikament mehr helfen könnte? Ständig Drehschwindelanfälle, Hörstürze und starke Ohrgeräusche mich plagen würden, ohne das ein "wirkungsvolles Medikament" zur Verfügung stände? Während meiner Krisensituationen hatte ich oft diese Gedanken. Obwohl ich erst nach mehreren Tagen unter Einnahme dieser Medikamente leichte Besserung verspürte, war ich doch in dem Glauben, daß es mit diesen Mitteln zusammenhinge. Das es die Ruhe war, zu der mein Ohr mich zwang, die diese Besserung herbeiführte, daß begriff ich erst viel später. Jedenfalls stellte ich etwas mutlos diese Fragen, für meinen Arzt schien es jedoch kein Problem zu sein. "Machen Sie sich bitte keine Sorgen darüber, uns stehen noch ganz andere Medikamente und Möglichkeiten zur Verfügung. Aber vorsichtshalber werde ich Sie ambulant ins nahegelegene Krankenhaus überweisen. Zur neurootolischen Untersuchung. Möglich wäre es doch, das ein Tumor der Auslöser Ihrer Ohrprobleme ist." Ich war geschockt! Ein Tumor, daß konnte ich mir nicht vorstellen. Aber vielleicht war es ja doch möglich? Momentan wußte ich nicht, was ich denken sollte. Wortlos nahm ich die Überweisung zum Krankenhaus, welche er mir mit ernstem Gesicht übergab.

"Machen Sie den Termin möglichst umgehend, Sie haben gewiß eine etwas längere Wartezeit." Was nun? Ich war "entlassen", eine genauere Beschreibung der Untersuchung bekam ich nicht. Nicolet - BERA - Untersuchung hatte er gesagt. Was war denn das für eine Untersuchung? Hoffentlich kam da nichts aufwendiges auf mich zu? In meinem jetzigen Zustand hatte ich Angst vor jeder auch noch so harmlosen Untersuchung. Was würde sein, wenn es nun doch ein Tumor wäre? Auf einmal schlich sich ein ganz ungutes Gefühl ein. Am Abend besprach ich die Sache mit meinem Mann. Er versuchte mich zu beruhigen. Leider gelang es ihm nicht, das ungute Gefühl blieb und es kostete mir die erste schlaflose Nacht. Am nächsten Tag fuhr ich direkt zum Krankenhaus, ich war unruhig und hoffte mehr über diese Untersuchung zu erfahren. An der Anmeldung zur HNO-Klinik gab ich meinen Überweisungsschein ab und bekam sofort meinen Termin - schriftlich. Zum Hörtest sollte ich auch kommen und terminliche Schwierigkeiten gab es auch nicht. Gerade eine Woche müßte ich warten. Na gut, Hörtest war für mich kein Problem, den hatte ich schon oft genug gemacht, jedoch was hatte es mit dieser Untersuchung auf sich? Vorsichtig stellte ich diese Frage. Zur Antwort bekam ich: "Kein Problem, ziehen Sie bitte festes Schuhwerk an, es könnte sein, daß Ihnen kurzzeitig schwindelig wird!" Schwindelig? In diesem Zustand befand ich mich doch sowieso öfter als genug. Mußte das jetzt auch noch während einer Untersuchung passieren? Der Schwindel war es doch, der mich ängstlich und unsicher machte. Was wäre, wenn er nach dieser Untersuchung nicht wieder verschwand? Angstgefühle überkamen mich. Da ich ansonsten keine weiteren Erklärungen bekam, beschäftigten mich diese Gedanken von nun an fortwährend. Bevor ich das Krankenhaus verließ bekam ich noch einen Zettel in die Hand gedrückt auf dem folgender Text stand: "Besonders wichtig für das Gelingen der sehr zeit- und kostenaufwendigen Untersuchung ist, daß Sie den ganzen Tag vor und am Tag der Untersuchung keinen Alkohol sowie keine Medikamente gegen Durchblutungsstörungen, Schwindel, Schmerzen und Schlafstörungen zu sich nehmen, weil diese Substanzen das Ergebnis der Untersuchung verfälschen. Weiter ist zu beachten, daß Sie ausreichend geschlafen haben."

Immer und immer wieder las ich mir diesen Zettel durch. Wie sollte das denn funktionieren? Keine Medikamente gegen Durchblutungsstörungen? Das hatte ich doch schon einmal probiert und es hatte nicht funktioniert! Und dann auch noch ausgeschlafen sein? Ich konnte doch jetzt schon nicht mehr schlafen. Und nun erwartete man das vor einer Untersuchung von mir. Meine Gedanken begannen sich im Kreis zu drehen. Was wäre wenn? Was könnte mir nicht alles Schreckliches passieren? Ich ließ meine gesamten Ängste Revue passieren und hatte in dieser Woche viele schlaflose Nächte. Genau am Tag der Untersuchung wachte ich mit diesem Taubheitsgefühl im rechten Ohr auf und es war mir klar: Ich hatte einen erneuten Hörsturz. Meinen Termin zur Untersuchung sagte ich ab und rief umgehend meinen HNO-Arzt an. Mitteilen wollte ich ihm, daß ich leider den so wichtigen Termin nicht wahrnehmen konnte. Aber er sagte nur: "Macht nichts, kommen Sie bitte heute noch in die Praxis". Das konnte doch wohl nicht wahr sein, ein ganz einfaches "macht nichts". Warum hatte ich mich dann eigentlich so belastet? Eine Woche Unruhe und im Endeffekt ein Hörsturz. Und nun anscheinend doch nicht so wichtig. An diesem Tag fuhr ich nicht in die Praxis, ich war zu geschafft. Nach dieser Woche verspürte ich ein großes Ruhebedürfnis und wollte mich nur noch erholen. Zum erstenmal fiel mir auf, daß Ohrprobleme mich immer in oder nach Streßsituationen trafen. Total erschöpft war ich, mein Ohr funktionierte mal wieder nicht und ich tat das Beste, was ich in dieser Situation tun konnte - nichts, - d.h. so gut wie nichts, denn die kleinen alltäglich Pflichten liefen für mich ja weiter. Kind und Hund wollten versorgt und beachtet sein. Das ist halt der Nachteil einer Hausfrau und Mutter, es gibt keinen Krankenschein, so gut es geht versucht man immer, seinen Pflichten nachzukommen. Auch wenn am Abend der Ehemann hilft, so bleiben doch die kleinen alltäglichen Pflichten. Ich reduzierte sie auf ein Minimum und erholte mich von diesem Hörsturz erstaunlich schnell.

Kein Ausweg!

―――◆―――

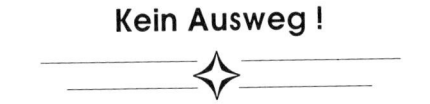

Muß ich lernen, mit Tinnitus zu leben?

Nach Besserung meines Zustandes besuchte ich noch einmal den mich behandelnden HNO-Arzt. Er meinte zu dieser ganzen Geschichte nur: "Damit müssen Sie leben, am besten ist es, Sie finden sich, so gut es geht, mit dieser Erkrankung ab. Es wird Sie immer wieder treffen." Das war's dann wohl. Eine Krankheit, die mich immer wieder treffen würde, mit der ich leben müßte. Keine weiteren Erklärungen, keine Alternativen mehr. Ich konnte gehen. Betrübt verließ ich die Praxis. Waren das meine Zukunftsperspektiven? Mit dieser Erkrankung leben müssen? Ein Leben voller Ängste und Unzuverlässigkeiten, mir selbst gegenüber nicht mehr sicher. Ein Leben in Zurückgezogenheit, ohne Freunde und Abwechslung. Denn wer, außer meine Familie, war denn schon bereit, mit meiner Unzuverlässigkeit zu leben. Sich mit mir zu verabreden, mit dem Gefühl, daß ich diese Verabredung doch nicht einhalten kann. Es schien mir unfaßbar und an diesem Tag war ich total deprimiert. Alles brach über mich zusammen, ich war überhaupt nicht mehr motiviert. Meine Zukunft erschien mir leer und grau. Diese Krankheit mit all ihrer Unberechenbarkeit, sollte nun mein ständiger Begleiter sein? Wie sollte ich damit leben können? Es erschien mir unmöglich! Und doch hatte es den Anschein, daß ich es müßte.

Unser Sohn

―――――◆―――――

Lebhaft und unverstanden

Was sollte nun werden? Allmählich wußte ich auch nicht mehr weiter. Mein Sohn war mittlerweile eingeschult worden und hatte ständig Probleme mit den Lehrern. Er war ein recht lebhaftes Kind und hatte die Angewohnheit, in seiner Klasse gerne die Aufmerksamkeit auf sich zu lenken. Auch zu Hause war er unruhig und litt unter Schlafstörungen, welche so gesehen dann auch meinen Schlaf störten. Die Lehrer kamen mit ihm absolut nicht zurecht und riefen mich einmal in der Woche an, um ihn und wahrscheinlich auch mich unter Druck zu setzten. Die Negativmeinung über ihn verbreitete sich unter den Lehrern wie ein Grippevirus und machte sogar nicht einmal vor unserem Pastor halt. Jedoch fand ich keine Möglichkeit, den Lehrern helfen zu können. Mein Sohn und ich führten zwar ernsthafte Gespräche miteinander, aber die hielten in seinem Gedächtnis nicht lange vor. Er war Tag für Tag überaktiv, jedoch hatte ich nicht die Möglichkeit, ihn in der Schule zu beeinflussen. "Das ist die Aufgabe der Lehrer, sie müßten eigentlich auch mit nicht ganz einfachen Kindern zurecht kommen." So war die Meinung meines Mannes.

Im Grunde hatte er recht, denn wir konnten uns doch nicht zusätzlich noch mit deren Probleme belasten. Da er zu lebhaft war, hatte er ständig Ärger mit den Lehrern, aber sie machten es ihm auch nicht einfach, sich zu ändern. Ein Schulpsychologe wurde vorgeschlagen, der ihn von der hintersten Bank aus beobachten sollte. Wir lehnten es ab. Was sollte es bringen, vor allen Dingen, wie sollte ihm damit geholfen werden? Ein zusätzliches Gefühl "anders als die anderen zu sein", würde sich wahrscheinlich dadurch bedingt bei ihm einstellen. Eine Diät ohne Zucker in der Nahrung probierten wir eine Weile aus, da wir gelesen hatten, daß dieses bei derart lebhaften Kindern helfen könnte. Doch ob mit oder ohne Zucker, er blieb wie er war, ständig aktiv und unruhig. Wenn ich schreibe, daß dieser Virus selbst vor dem Pastor nicht halt machte, so mußte er leider auch dort eine Negativerfahrung machen. Heute denke ich manchmal, daß ihn dieses Erlebnis bezgl. der Religion geprägt hat. An einem Nachmittag kam er zehn Minuten zu spät zum Kommunionsunterricht und wurde daraufhin vom Pastor mit der Auflage nach Hause geschickt: "Du darfst erst wieder kommen, wenn Du Dich vor der gesamten Gemeinschaft entschuldigt hast!" Total verwirrt kam er nach Hause und berichtete mir davon. Das verstand ich nun auch nicht. Warum waren zehn Minuten Verspätung so schlimm, daß eine Entschuldigung vor dreißig bis vierzig Kindern notwendig war? Am Abend versuchte ich mit dem Pastor ein klärendes Gespräch zu führen. Leider war es seinerseits nicht möglich, und wir verabschiedeten uns unfreundlich. Mit der gesamten Familie besprachen wir anschließend diese Angelegenheit und kamen zu dem Entschluß: "In dieser Kirche würde er nicht mit zur Kommunion gehen, entweder woanders oder gar nicht." Er wurde in einer anderen Pfarrei aufgenommen und konnte somit doch mit zur Kommunion gehen. Schön war's nicht, vor allen Dingen nicht für ihn, da er ja diesen Tag nun mit lauter fremden Kindern verbringen mußte und nicht mit seiner Schulklasse. Mittlerweile, nachdem einige Jahre vergangen waren, hat kurz von der Firmung unseres Sohnes noch einmal ein klärendes Gespräch mit dem Pastor stattgefunden. Die Wogen hatten sich geglättet, und wir fanden eine normale Gesprächsbasis. Beide standen wir damals wohl unter Streß und waren letztendlich froh noch einmal in Ruhe reden zu können. Er hat sich mittlerweile als verständnisvoller Mensch erwiesen, der mir noch vor gar nicht langer Zeit nach einem Todesfall mit seinen Worten eine große Hilfe war. Das wollte ich nicht ungesagt lassen, zeigt es doch auch, daß man Menschen nicht zu schnell abschreiben oder negativ sehen sollte. Manchmal ist es einfach nur eine ungünstige Situation beiderseits, die das Faß zum Überlaufen bringt. Heute denke ich, daß die Überaktivität unseres Sohnes auch etwas mit meinem Gesundheitszustand zusammenhing. Zeitweilig konnte ich mich ja nicht richtig um ihn kümmern oder die ihm notwendige Aufmerksamkeit zukommen lassen, da ich zu sehr mit mir und meiner Krankheit beschäftigt war. Außerdem kam es auch vor, daß ich an einigen schulischen Veranstaltungen nicht teilnehmen konnte, weil ich halt zu diesem Zeitpunkt nicht gesund war. Möglich wäre es doch, daß er deshalb die Aufmerksamkeit der anderen auf sich lenken wollte, weil er manchmal bei mir nicht genug davon bekam. Dieses Denken belastete mich auch. Heute weiß ich, daß es mich mehr belastet hat, als ich damals geglaubt hatte. Sein Verhalten änderte sich ganz allmählich, nachdem er die Schule gewechselt hatte. Ganz bewußt hatte ich ein kleines Gymnasium ausgewählt, es hat nur jeweils eine Parallelklasse, welche mit Englisch anfängt. Je kleiner, je ruhiger dachte ich mir. Und ich hatte recht damit. Sicherlich gab es auch dort einen Lehrer, der zu mir sagte: "Einmal Chaot, immer Chaot." Aber er war eigentlich nur ein Einzelfall, die anderen Pädagogen kamen ganz gut mit ihm zurecht. Zum Glück hat er sich ganz prima entwickelt, ist er doch noch ein ausgeglichener und fröhlicher Jugendlicher geworden, der selbstbewußt seine Meinung vertritt. Mit seinen Lehrern sind wir übereingekommen, keinen unnötigen Druck auf ihn auszuüben. Festgestellt haben wir, daß er ohne Zwang seine Ziele besser erreicht als mit. Und trotzdem, auch heute habe ich noch ein schlechtes Gewissen, weil seine Kinderzeit nicht so verlief, wie die mancher anderer Kinder. Es scheint tief in mir verwurzelt zu sein. Leider habe ich mich davon noch nicht befreien können. Die Folge ist, daß ich dazu neige, ihn viel zu sehr zu verwöhnen, ihm manches zu leicht zu machen. Nein, ich bin keine strenge Mutter! Vielleicht ist es gut, vielleicht auch nicht. Die Zukunft wird es zeigen.

Ein neuer Versuch

Der alte Hausarzt

Nachdem ich vom HNO-Arzt nun bescheinigt bekommen hatte, daß meine Krankheit chronisch war und ich "lernen müßte, damit zu leben," war ich zwar einige Tage deprimiert, jedoch dann beschloß ich nochmals einen Versuch zu wagen. So leicht wollte ich nicht aufgeben und warum sollte ich mir nicht mehrere Meinungen zu meiner Erkrankung einholen? Einen Termin bei unserem alten Hausarzt ließ ich mir geben. Schließlich kannte er mich schon seit meiner Jugendzeit und vielleicht hatte er ja, altersbedingt, mehr Erfahrung mit dieser Erkrankung, als manch junger Arzt. Ausführlich versuchte ich ihm meinen Krankheitsverlauf zu schildern, doch auch er ließ mich nicht ausreden. "Das ist ganz klar, daß Du diese Erkrankung hast" sagte er zu mir. "Schließlich hat Dein Vater auch Durchblutungsstörungen, deshalb hast Du sie jetzt auch! Das Beste ist, Du lernst damit zu leben. In dieser Hinsicht bin ich ganz der Meinung Deines Hals- Nasen- und Ohrenarztes. Empfehlen kann ich Dir nur die herkömmlichen Mittel. Vielleicht nimmst Du zusätzlich zu Deinem durchblutungsförderndem Medikament noch rein pflanzliche Tropfen, möglichst dreimal täglich."

Das war es. Wieder nichts. Noch ein Medikament dazu. Und mein Vater, ja sicherlich, er hatte Durchblutungsstörungen in den Beinen und sehr viele Probleme damit, aber er war auch Diabetiker und mußte deshalb besonders vorsichtig sein. Einen Zusammenhang zwischen seinen und meinen Durchblutungsstörungen sah ich eigentlich nicht. Es konnte doch nicht sein, daß ich von nun an alle Familienkrankheiten bekommen würde. Entmutigt ging ich zur Apotheke und holte die Tropfen ab. Sie waren recht teuer und ich hatte eigentlich keine Lust sie auch noch einzunehmen.

Krank und im Abseits

Eigentlich versteht mich niemand

Wie sollte es jetzt weitergehen? Außer mit meinem Mann sprach ich mit fast niemandem aus meinem Verwandten- und Bekanntenkreis ausführlich über meine Erkrankung. Warum ich das nicht tat? Es hatte einen ganz einfachen Grund. Mehrmals hatte ich versucht, mich mitzuteilen, war jedoch immer auf Unverständnis gestoßen. Ja, und dann war da noch das Gefühl, als Kranker und nicht belastbarer Mensch ins Abseits gestellt zu werden. Im Abseits fühlte ich mich schon von alleine oft genug. Das Gefühl, nicht mehr gefragt zu sein, behagte mir wenig. Leider ist das heutige Zeitdenken so, daß nur der gesunde und belastbare Mensch gebraucht und anerkannt wird. Es fiel mir schwer, zu dieser Krankheit zu stehen und mich somit selbst aufs Abstellgleis zu stellen. Wer möchte schon, ganz gleich in welchem Lebensabschnitt er sich befindet, dort hingestellt werden und stehen bleiben müssen? Zu oft hatte ich Sätze wie diese gehört: "Was hast du, Ohrgeräusche? Ja, bei mir rauscht es auch schon mal, aber das vergeht doch wieder." Oder: "Einen Drehschwindelanfall hattest Du? Ja, mir ist auch oft schwindelig, nimm doch diese oder jene Tropfen!" Ich brauchte nicht lange um zu merken, daß ich weder im Bekannten- noch im Verwandtenkreis Verständnis finden konnte. Niemand hatte eine genauere Vorstellung von der Schwere dieser Erkrankung. Die Ängste, die ich hatte, daß das Taubheitsgefühl im rechten Ohr nicht mehr verschwand oder die Ohrgeräusche noch lauter und unerträglicher wurden, machten mir zunehmend zu schaffen. Auch konnte niemand nachvollziehen, wie unangenehm Drehschwindel ist, der über Stunden anhält. Also schwieg ich lieber, es war besser als lapidare Antworten zu bekommen. Eigentlich konnte nur mein Mann mitempfinden, wie es mir ging, er bekam die Dramen auch oft genug mit. Verständnisvoll versuchte er, mir alles Unnötige abzunehmen. Meine Depressionen fing er ab, und er versuchte, mich immer wieder aufzubauen. Möglich, daß ich gerade deswegen nicht resigniert habe und den Mut nicht verlor. Jedenfalls waren wir zu der Erkenntnis gekommen, daß die Ärzte mir bisher nicht weiterhelfen konnten.

Eine neue Idee

Ein Schritt nach vorn!

Eines Abends hatte ich die beste Idee meines bisherigen Lebens! Ich beschloß für den nächsten Tag in die Buchhandlung zu gehen und nach Lektüre zu suchen, die mein Krankheitsbild beschreiben konnte. Da ich gerne durch Buchhandlungen stöberte, wußte ich, daß es derartige Lektüre gab. Viele Erkrankungen hatte ich schon beschrieben gesehen, jedoch nach einem Buch über Tinnitus hatte ich bisher noch nicht Ausschau gehalten.
Der nächste Tag kam und ich ging, so wie ich es mir vorgenommen hatte, in die nahegelegene Buchhandlung. Welches Buch ich nun genau wollte, wußte ich noch nicht. Jedenfalls irgendetwas über Tinnitus, Drehschwindel und Hörsturz. Suchend sah ich mich um. Vielleicht dort hinten in der Abteilung Gesundheit oder Lebenshilfe? Mit der Abteilung Gesundheit wollte ich beginnen. Alphabetisch waren dort die Taschenbücher geordnet. Zuallererst sah ich unter Hörsturz nach. Groß war die Auswahl ja nicht gerade, drei Bücher standen dort im Regal. Eines trug den Titel "Viel um die Ohren" Hörsturz, Schwindel, Ohrensausen, geschrieben von Dr. med. Hans Greuel.

Das war ja wunderbar! Gleich beim ersten Griff ins Regal fand ich ein Buch, das vom Titel her meinen kompletten Krankheitskomplex beschrieb. Ich nahm es aus dem Regal und begab mich in die Sitzecke. Interessiert fing ich an zu blättern. Oberflächlich las ich die Titel der Kapitel: Warum "Viel und die Ohren?" - Die Unfähigkeit zu regenerieren - Die drohende Erschöpfung. Die Titel lasen sich schon recht gut. Ich blätterte weiter. An der Checkliste der Persönlichkeitsmerkmale blieb mein Blick hängen. Das war es! Genauso verhielt ich mich! Es waren meine Persönlichkeitsmerkmale. Da schien es anscheinend jemanden zu geben, der sich mit der Persönlichkeitsstruktur eines Tinnituserkrankten befaßt hatte. Nun war ich interessiert und wollte das Buch in Ruhe zu Hause lesen. Ich kaufte es! Zuhause angekommen, fing ich sogleich zu lesen an. Es war interessant und fast alles traf auf mich zu, z.B. die Unfähigkeit mich zu erholen! Ja, wann gönnte ich mir denn schon mal eine Pause? Recht selten und wenn, dann mit schlechtem Gewissen. Immer mit den Gedanken, was ich in dieser Ruhezeit nicht alles sonst noch erledigen könnte! Aktiv, ehrgeizig und pflichtbewußt, genau das war ich auch. Ja, und dann gingen mir auch noch ständig irgendwelche Dinge durch den Kopf, ich konnte nicht abschalten! Auch die dort beschriebene Behandlung "die Biomentale Therapie" hörte sich gut an, schien jedenfalls überhaupt nicht streßig zu sein. Nichts, was meinen derzeitigen Krankheitszustand weiterhin negativ beeinträchtigen könnte. Nun war es mir endgültig klar. Eine Streßerkrankung hatte ich, und der Verursacher für diese Erkrankung war ich selbst. Spontan beschloß ich: "Von nun an wirst Du ruhiger, gelassener und nicht mehr so pflichtbewußt sein." Lernen wollte ich das Abschalten und Pausemachen, versuchen, nicht mehr so viel im Kreis zu denken. Das viele Denken, so fiel mir auf, machte mir am meisten zu schaffen. Denken, ohne eine Lösung zu finden, ohne einen Schlußpunkt ziehen zu können. Wie oft hatte mich das schon gestreßt! Im ersten Moment war ich total motiviert, zumal dort auch von Erfolgen geschrieben stand. Also beschloß ich einen "Neuanfang". Ich suchte mir einen anderen Hausarzt und meldete mich zum Yogakursus an. Nach dem neuen Hausarzt brauchte ich nicht lange zu suchen, ich fand ihn auf Anhieb. Es war der Hausarzt meiner Schwiegermutter. Ich hatte Glück, er verstand mich sofort. Berichtete mir von vielen Erkrankungen, deren Ursache Streß ist. Versuchte nicht, mich zu unnötigen Behandlungen zu überreden. Endlich, ein ruhiger und verständnisvoller Arzt, der mir zuhörte und auch der Meinung war, daß ich eine Streßerkrankung hatte. Er machte mir keinen Druck. Mit ihm konnte ich reden. Wir blätterten in dem Buch "Viel um die Ohren" und er war auch der Meinung, daß dort eine sinnvolle Therapie beschrieben wurde. Mit dem Yogakursus hatte ich nicht so viel Glück. Zum einen, weil mir die Übungen nicht besonders gut bekamen und zum anderen erzählte die Yogalehrerin zu Beginn von ihren ganzen Streßerkrankungen und Belastungen. Das konnte mich nicht überzeugen. Wenn selbst sie durch Yoga keine Entspannung fand, wie sollte mir das dann gelingen? Nur einmal besuchte ich diesen Kurs und entschied, es für alle Zukunft zu lassen. Ich machte die Erfahrung, daß selbst Menschen, die anderen Entspannungsübungen vermitteln wollen oder lebensberatend zur Seite stehen möchten, oftmals selbst nicht in der Lage sind, mit Ihrem Leben zurecht zu kommen. Da ich mir keine wirkungsvolle Vermittlung vorstellen konnte, ließ ich es lieber sein. Nun hatte ich durch das Buch sehr viele gute Anregungen bekommen, gewann auch die Erkenntnis und Bestätigung, daß meine Ohrprobleme streßbedingt waren. Doch das neue Wissen umzusetzen, gelang mir nicht. Eher hatte ich das Gefühl, ich schaffte mir neuen Druck. Von nun an hieß es in meinen Gedanken: "Du mußt jetzt Pause machen!" Selbst dann, wenn ich total gestreßt war, lieber andere Dinge erledigen wollte, versuchte ich mich, zur Pause zu zwingen. Oder: "Nun hörst Du auf, immer und immer wieder alles neu zu durchdenken." Auch das klappte nicht. Je mehr ich versuchte nicht zu denken, um so mehr dachte ich. "Jetzt schränke ich meine Aktivitäten etwas ein!" Ja wie denn, wenn bei mir ständig das Telefon schellte, ich um unnötige Gefälligkeiten gebeten wurde und ich weiterhin unfähig war, "Nein" zu sagen. Ständig wurde ich um Dinge gebeten, die auch anders zu erledigen gewesen wären, welche meine Aktivität im Grunde gar nicht erforderte. Da meine neue Erkenntnis für mich auf Anhieb nicht umzusetzen war, schaffte ich mir neuen Zwang und Druck. Alles schien mir im ersten Moment so einfach, doch das war es für mich nicht. Noch mittendrin im Teufelskreis fand ich keine Möglichkeit, diesen zu sprengen. Nein, hinzu kam noch, daß immer, wenn mir nach Ruhe und Erholung war, meine Ohrgeräusche stärker und der Pfeifton lauter wurden. Es ging mir weiterhin schlecht und ich suchte wiederholt meinen Hausarzt auf. Er war zwar jedesmal nett und verständnisvoll, aber wirklich weiterhelfen konnte er mir auch nicht. Er unterstützte mich zwar, wo immer er konnte, jedoch fand ich dadurch nicht den für mich richtigen Weg. Eine Weile ging es so weiter. Aber eines abends, da hatte ich eine wirklich gute Idee. Der Autor des Buches "Viel um die Ohren," Dr. med. Hans Greuel, hatte seine Praxis in Düsseldorf, es bestünde doch die Möglichkeit, daß ich dort behandelt werden könnte? Selbst wohnte ich in Essen und bis nach Düsseldorf ist es nicht weit. Das machte mir im ersten Moment die Entscheidung leichter, mich dort nach einem Termin zu erkundigen. Sogleich rief die Auskunft an, um die Telefonnummer zu bekommen und plante für den nächsten Vormittag, mich sofort dort anzumelden.

Ein guter Gedanke wird in die Tat umgesetzt

―――――◇―――――

Komme ich meinem Ziel näher?

Ich tat es tatsächlich, ich rief an. Und was ich hörte, erfreute mich gar nicht. "Ein halbes Jahr Wartezeit bis zum Vorprogramm, und zum Vorgespräch konnte ich auch nicht sogleich einen Termin bekommen." Ein halbes Jahr, es erschien mir unwahrscheinlich lang. Aber andererseits gab es keinen anderen Arzt, der diese Therapie durchführte. Außerdem fühlte ich mich durch das Buch verstanden. Obwohl ich ja ganz schnell gesund werden wollte, entschloß ich mich, die Wartezeit in Kauf zu nehmen. Ich ließ mich in die Warteliste eintragen und mein Leben ging weiter wie bisher, nur etwas positiver, etwas hoffnungsvoller und bedeutend motivierter.

An dieser Stelle möchte ich noch bemerken, daß ich meinem damaligen HNO-Arzt nichts nachtrage. Er handelte ja nicht wider besseres Wissen, sondern er wußte es einfach nicht besser. Im Grunde tat er nur das, was die Schulmedizin ihm gelehrt hatte.

Mein Gesundheitszustand veränderte sich nicht, weiterhin litt ich unter sporadisch auftretenden Hörminderungen, Drehschwindelanfällen und natürlich Ohrgeräuschen, die stets vorhanden waren. Je nach Gemütslage waren sie mal laut, mal leise. Bei einem meiner häufigen Besuche beim Hausarzt, zum HNO-Arzt ging ich mittlerweile nicht mehr so oft, eigentlich nur noch um meine Rezepte für die durchblutungsfördernden Medikamente abzuholen, erzählte ich ihm von meinem Vorhaben, die "Biomentale Therapie" zu erlernen. Er war begeistert und sah darin eine mögliche Lösung. Die lange Wartezeit fand er zwar auch bedauerlich, jedoch war er der Meinung, daß es sich für mich im Endeffekt lohnen würde. Somit bestärkte er mich in meiner Meinung. Auch mein Mann unterstütze mich bei meinem Vorhaben. Mittlerweile hatte auch er das Buch gelesen und war der Ansicht, daß die Biomentalen Therapie mir helfen könnte. So bekam ich von den mir wichtigen Seiten positive Unterstützung und hatte es dadurch sicherlich etwas leichter. In dieser Zeit probierte ich nichts anderes mehr aus, suchte keine anderen Ärzte mehr auf und wartete geduldig, wenn es mir auch manchmal schwer fiel. Die Zeit verging. Eines morgens schellte das Telefon und ich bekam meinen Termin für das Vorgespräch.

Ein selbsterzeugtes Problem

Muß das wirklich sein?

Endlich war es soweit, die Behandlung konnte beginnen. Gut vorbereitet fühlte ich mich. Das Buch "Viel um die Ohren" kannte ich mittlerweile fast auswendig, so oft hatte ich es gelesen. Was konnte mir jetzt noch passieren? Ich war gespannt auf das, was nun folgen würde. Die "Biomentale Therapie" würde ich kennenlernen, und warum sollte das nicht auch für mich der Durchbruch sein? Meine Einstellung war positiv, und so hoffte ich, würde auch des Ergebnis sein. Doch zuvor machte ich mir noch ein kleines Problem: Wiederholt stellte ich mir die Frage: "Wie sollte ich nach Düsseldorf kommen?" Nun gut, ich hatte zwar ein Auto zur Verfügung und Düsseldorf war von Essen auch nicht weit entfernt, doch in meinem jetzigen Zustand schien es mir fast unerreichbar. Was wäre, wenn ich ausgerechnet an diesem Tag einen Drehschwindelanfall bekäme? Erfahrungsgemäß konnte das gut sein. Schon oft war es mir so ergangen, wenn ich etwas Wichtiges vorhatte. Und hinzu kam noch, daß ich mich im Moment sehr nervös fühlte und überhaupt nicht belastbar. Was wäre, wenn ich in Düsseldorf nicht auf Anhieb einen Parkplatz bekäme und ich mich nicht zu recht finden würde? Meine Einstellung bezüglich meiner Anfahrt war total negativ. Ich schaffte mir Probleme, die eigentlich noch gar nicht vorhanden waren. Das gelang mir nur zu gut. Ich war Spezialist in der Beschaffung künstlich erzeugter Probleme. Nur zu gerne machte ich mir damit das Leben schwer. Anstatt die Dinge auf mich zukommen zu lassen, dachte ich angestrengt darüber nach, was mir alles passieren könnte. Meistens traf nichts von dem ein, was ich heraufbeschwören wollte, jedoch fiel mir das zu dieser Zeit überhaupt nicht auf. Allzu gestreßt wollte ich natürlich auch nicht zur Behandlung erscheinen, aber ich spürte instinktiv, daß ich diese Probleme gedanklich nicht vertiefen durfte. Zu leicht passiert es mir dann, daß ich mich festfahre und mich immer wieder um mich selbst drehe, ohne weiterzukommen, ohne eine sinnvolle Lösung zu finden. Das sollte mir dieses Mal nicht passieren, zu wichtig erschien mir dieser Termin. Ich durchdachte die vorhandenen Möglichkeiten. Na ja, es fuhr noch ein Zug von Essen direkt nach Düsseldorf. Doch auch das gefiel mir nicht. Zugfahren wollte ich im Moment nicht, ich fühlte mich nicht belastbar genug. Bevor ich ins Grübeln fiel, fand ich noch eine Möglichkeit, es wurde die Lösung. Das Beste wäre, wenn ich mich zur Praxis fahren lassen könnte, dann hätte ich mit der An- und Abfahrt kein Problem. Mein Mann nahm sich für diese Zeit Urlaub. Meine Genesung war ihm sehr wichtig, schließlich beeinflußte diese Tinnituserkrankung oftmals ziemlich gravierend unser Leben. Dank seiner Hilfe konnte ich weitestgehend ungestreßt meinen Termin wahrnehmen. Während ich das jetzt niederschreibe, fällt mir auf, wie wenig belastbar ich zu dieser Zeit war. Sogar diese kurze Strecke Autobahnfahrt und die Möglichkeit, nicht auf Anhieb einen Parkplatz zu finden, hätte zu diesem Zeitpunkt meinen Gesundheitszustand beeinflussen können. Meine Gedanken gingen viel zu oft in die falsche Richtung, ich beeinflußte mich negativ und es fiel mir gar nicht auf. Sah fortwährend Probleme, die noch gar nicht existierten und wahrscheinlich überhaupt nicht auftreten würden. Ich fühlte mich überhaupt nicht mehr belastbar und traute mir fast nichts mehr zu. Was wäre gewesen, hätte ich zu dieser Zeit eine Berufstätigkeit ausüben müssen? Wahrscheinlich wäre das gar nicht möglich gewesen.

Jedenfalls nicht durchgehend. Die lange Zeit meiner Erkrankung hatte mich schwach und ängstlich gemacht. Noch nicht einmal das Zugfahren traute ich mir zu. Alleine die Gedanken, etwas erreichen oder unternehmen zu müssen, konnten meinen Gesundheits- oder ich glaube besser gesagt Krankheitszustand umgehend verschlechtern. Eigentlich war ich so ziemlich am Ende. Innerhalb der langen Zeit meiner Erkrankung ging es mir Schritt für Schritt immer schlechter. Leider war mir damals noch nicht klar, wie schnell sich negative Gedanken ins Unterbewußtsein einprägen, seitdem ich dieses Wissen habe, mag ich den sportlichen Satz "Hals und Beinbruch" überhaupt nicht mehr.

Der Behandlungsbeginn

Ein neuer Anfang?

Der Termin zum Vorgespräch rückte näher und ich begann meine Gedanken zu ordnen. Versuchen wollte ich, möglichst ausführlich und doch kurz und präzise von meiner Erkrankung und den dadurch bedingten zusätzlichen Problemen zu berichten. Ob ich dieses Mal genügend Zeit dazu bekam? War auf der anderen Seite genug Verständnis vorhanden? Zu oft hatte ich schon versucht, mich den Ärzten mitzuteilen und war abgeblockt und nicht verstanden worden! Sollte es nun tatsächlich anders sein? Fragen über Fragen! Jedoch nahm ich mir vor, die Behandlung so unbefangen wie möglich zu beginnen. Wollte meinerseits nicht schon voreingenommen sein und die negativen Erfahrungen möglichst beiseite stellen. Mit dieser Behandlung plante ich einen Neubeginn, der Start sollte unvoreingenommen sein. Ich nahm mir vor, nicht kritischer als nötig zu sein und hoffte auf positive Erfahrungen. Meine Meinung über das, was ich von der Behandlung gelesen hatte, war durchweg gut. Also, so beschloß ich, nicht schon im Vorfeld unbeantwortete Fragen und Probleme aufzubauen, lieber optimistisch und hoffnungsvoll zu sein.

Gedanklich und schriftlich legte ich die für mich wichtigen Punkte fest, damit ich, falls mich doch Nervösität befallen sollte, nichts wesentliches vergessen konnte. Aber, wie schon so häufig, meine Befürchtungen traten nicht ein, ich war nicht nervös und fühlte mich auf Anhieb wohl. Schon im Vorraum empfing mich eine ruhige Atmosphäre. Kein überfülltes Wartezimmer, keine hektischen Menschen. Lange warten mußte ich auch nicht. Fast pünktlich begann mein Vorgespräch. Und es verlief besser, als ich gehofft hatte. Alles das, was ich mir zu sagen vorgenommen hatte, konnte ich sagen. Weder verspürte ich Zeitdruck noch Hektik. Nein, mir wurde sogar das Gefühl vermittelt, als hätte ich mehr Zeit, als notwendig war. Nun erfuhr ich von Dr. Greuel auch mehr über die "Biomentale Therapie", hauptsächlich über das Entspannungsprogramm, da es der Schwerpunkt des Vorprogramms ist. Verblüffend fand ich damals, daß ein von mir nur zaghaft angedeutetes Problem sofort richtig aufgefaßt und interpretiert wurde. Bis zu diesem Zeitpunkt war mir so etwas noch nicht passiert! Nun war ich mir fast sicher: Ich hatte die richtige Behandlung und den richtigen Arzt für meine Tinnituserkrankung gefunden! Von diesem Moment an war ich gewillt, das Entspannungsprogramm richtig auf mich einwirken zu lassen, es zu genießen und mit in meinen Alltag zu nehmen. Dieses würde mir eine Kassette ermöglichen, welche ich gleichzeitig zum Vorprogramm bekam. An fünf aufeinanderfolgenden Tagen bekam ich nun meine Termine. Da ich mich weiterhin nach Düsseldorf fahren ließ, fühlte ich mich einigermaßen streßfrei und konnte die Entspannungstechniken auf mich einwirken lassen. Während des Vorprogramms ging es mir richtig gut! Abschalten, einfach nichts tun, alles gelang mir ohne schlechtes Gewissen. Ich fand meine innere Ruhe wieder und hatte das Gefühl, eine kleine Kur zu machen. Zwar war ich von zu Hause nicht weit entfernt, jedoch distanziert genug, um meine Probleme, den unnötigen Streß und das Gefühl der Verpflichtungen in dieser Zeit vergessen zu können. In diesem entspannten Zustand sollte ich mich mittels der Kassette, die ich mit nach Hause nahm, jederzeit zurückführen können. Hören sollte ich diese so oft wie nötig, möglichst dreimal täglich. Am Ende des Vorprogrammes fand noch einmal ein Gespräch mit Dr. Greuel statt. Erstaunlich fand ich damals das, was mir in diesem Gespräch mitgeteilt wurde. So war die Einstellung, die mir kundgetan wurde, doch ganz anders, als mein tägliches, gewohntes Denken. Zugeben muß ich, daß es mich nachdenklich stimmte, oder besser noch, zum Nachdenken anregte. Sollte es wirklich möglich sein, meine bisherige Denkweise in eine andere Richtung verändern zu können? Das zu verarbeiten, dazu brauchte ich Zeit. Die für mich wichtigsten Auszüge aus diesem Gespräch hielt ich schriftlich fest, - als erste persönliche Anleitung zum Umdenken. Noch war ich zaghaft bei dieser Vorstellung, jedoch wollte ich möglichst nichts vergessen, mir keine Chance entgehen lassen. Schon einige Zeit nach dem Vorprogramm stellte ich fest, daß ich in Krisensituationen gerne auf diese neue Einstellung zurückgriff und sie bereits nach gar nicht langer Zeit zur wichtigen und richtigen Gedankenstütze wurde. Diese andere, für mich neue Möglichkeit, das Leben zu betrachten, gefiel mir, jedoch brauchte ich noch etwas Zeit, um sie richtig verstehen und umsetzen zu können. Das Vorprogramm hatte mir geholfen, zur Ruhe zu kommen, es hatte mir gezeigt, daß es durchaus auch mir möglich war, abschalten und entspannen zu können. Ich war guten Mutes, nahm meine Kassette und wollte mit ihr versuchen, den gleichen entspannten Zustand auch zu Hause zu erreichen.

Das Kassettentraining

Ein Problem für mich?

Das Kassettentraining erschien mir einfach, daß es jedoch nicht immer problemlos durchzuführen war, sollte ich bald feststellen. Zeitweise stand ich mir selbst dabei im Weg, oftmals auch meine Umwelt. Anhand folgender kleinen Episode möchte ich von meinen anfänglichen Problemen berichten.

Nun hatte ich also die Kassette. Eine Woche, in der ich wirklich nichts weiter getan hatte, als abzuschalten und zu entspannen, lag hinter mir. Nun hieß es für mich, diese Ruhe mit in meinen Alltag zu nehmen. Das dieses nicht so einfach war, sollte ich sehr schnell merken. Mein Gewissen, es stand mir ständig im Weg. Während ich in der Düsseldorfer Praxis nichts weiter zu tun hatte, als mein Entspannungsprogramm zu erlernen und zur Ruhe zu kommen, einfach abzuschalten, ohne an etwaige zu erledigende Dinge denken zu müssen, war es jetzt genau anders herum. Immer, wenn ich versuchte, mich auf die Kassette zu konzentrieren, sagte eine innere Stimme zu mir: "Das könntest Du jetzt alles erledigen, diese oder jene Tätigkeit wartet auch noch auf dich." Mich zu konzentrieren fiel mir zu Hause unsagbar schwer. Die innere Unruhe war noch zu groß und ich ertappte mich immer wieder dabei, wie meine Gedanken abschweiften. Ein Sprichwort sagt: "Übung macht den Meister" und so wollte ich mit dem Training beginnen und weitermachen. "Dreimal täglich die Kassette zu hören wäre gut", so klangen mir noch die Worte im Ohr. Also dreimal täglich, am besten morgens, mittags und abends! Das wäre sicherlich für mich ideal. Ich nahm mir vor, am nächsten Tag so zu beginnen. Den Wecker stellte ich mir eine halbe Stunde früher, das müßte ausreichen, um in Ruhe das Kassettentraining durchzuführen. Eigentlich bin ich ja ein Mensch, der gerne bis zur letzten Minute ausschläft. Trotzdem, mein Tag begann von nun an eine halbe Stunde früher. Für mich war es schrecklich! Noch müde und nicht richtig wach, stellte ich den Kassettenrecorder an - und bekam so gut wie nichts mit. Ich war noch gar nicht wach genug, um mich zu konzentrieren und jedesmal froh, wenn die Kassette zu Ende war. Tagsüber gelang es mir meistens auch nicht, mich richtig und in Ruhe zu konzentrieren. Ungern nahm ich mir die Zeit und ließ mich viel zu oft ablenken.

Nachdem ich den ganzen Vormittag tätig war, alles das, was ich mir vorgenommen hatte, erledigt war, griff ich müde und erschöpft zu meinem Kassettenrecorder, um meine Entspannungsübung zu machen. Etwa zwanzig Minuten würde die Kassette laufen, hatte ich so viel Zeit? Vielleicht sollte ich mir lieber eine Tasse Kaffee kochen, das ging schneller und würde mich unter Umständen auch wieder munter machen. Währenddessen wäre es mir dann sogar noch möglich, einige Telefongespräche zu führen. Einige Bekannte warteten sicherlich schon auf meinen Anruf. Ja, genau so würde ich es machen, die Kassette konnte ich auch noch abends hören, oder vielleicht am Nachmittag, wenn absolut alles erledigt war. Auf dem Weg zur Küche gingen mir folgende Gedanken durch den Kopf: "War mein Verhalten eigentlich richtig? War es im Sinne der "Biomentalen Therapie?" Hatte ich nicht in der Woche zuvor die Erfahrung gemacht, daß Ausruhen absolut wichtig für mich ist? Konnte es denn sein, daß ich mir selbst bei der Verwirklichung meines Wunsches nach Ruhe im Weg stand? Ich war doch müde, wieso dann Kaffee und nicht entspannen und abschalten? Pause machen, Ruhe - Stille, das war es doch, was ich im Grunde suchte. Wenn mir die Konzentration schon morgens nicht richtig gelang, so sollte ich doch die Mittagszeit nicht ungenutzt verstreichen lassen. Meine Gedanken machten eine Kehrtwendung. Nicht die Kaffeemaschine wollte ich in Betrieb nehmen, sondern meinen Kassettenrecorder. Gedacht, getan, ich machte es mir auf der Couch gemütlich und gerade, als ich ihn einschalten wollte, da passierte es: Das Telefon schellte! Was nun? Ich wurde unruhig. Gerade noch hatte ich meine Gedanken bewußt in die richtige Richtung gelenkt und nun das. Eigentlich wollte ich abschalten, an nichts anderes denken, als an Erholung. Nun war dort jemand, der mich wahrscheinlich dringend sprechen wollte. Dringend? Vielleicht ist es auch gar nicht so wichtig, am Ende nur jemand der Langeweile hatte und mit mir plaudern wollte? Ich kämpfte mit einer Entscheidung. Nicht allzu lange, dann entschied ich mich so, wie ich es seit Jahren getan hatte. Gegen die Ruhe und Erholung, für Aktivität ohne Pause. Ich nahm den Hörer ab und es war absolut nicht wichtig. Kein dringender Anruf, nur jemand, der Langeweile hatte und seine Zeit vertun wollte. An diesem Tag fand ich keine Ruhe und Erholung, er war wie all die anderen Tage vor meinen ersten Erfahrungen mit der Biomentalen Therapie. Noch war es mir nicht gelungen, die Ruhe, die ich in der Düsseldorfer Praxis gefunden hatte, auch zu Hause zu finden. Es war also doch nicht so einfach, wie ich es mir vorgestellt hatte. An diesem Tag waren meine Ohrgeräusche besonders stark. Unruhig und unzufrieden fühlte ich mich. Mal wieder hatte die alte Gewohnheit über meine neue Erkenntnis gesiegt. Wider besseren Wissens hatte ich mich verleiten lassen, das Gefühl hatte über meinem Verstand gestanden. Nur etwas sah ich positiv. Ich fing an, mein eigenes Fehlverhalten zu bemerken. Wußte auf einmal, warum ich unzufrieden war und konnte mir auch meine starken Ohrgeräusche erklären. Im Moment war es das einzige Plus, das ich aus dieser Woche gewonnen hatte. Es war nur ein ganz kleiner Schritt auf dem Weg in Richtung Gesundheit. Nach dem Vorprogramm hatte ich es noch nicht so gesehen, die Erkenntnis, daß es die kleinen Schritte sind, die gegangen werden müssen, kam mir erst nach dem Hauptprogramm. Jedoch schon jetzt fing ich an, meine Tätigkeiten kritisch zu betrachten. Diese zogen zwar nicht immer erfolgreiche Handlungsweisen nach sich, machten mich aber nachdenklich. Ich beschloß, das Kasettentraining meinen Gewohnheiten anzupassen. Das hieß für mich, aber wirklich nur für mich, denn jeder kommt anders mit diesem Training zurecht morgens den Wecker nicht mehr früher zu stellen. Da ich zu diesem Zeitpunkt anscheinend nicht konzentrationsfähig genug war und wirklich gerne bis zur letzten Minute schlief, erschien mir das frühe Weckerschellen wenig sinnvoll. Außerdem schaltete ich alles ab, bevor ich mit dem Training begann. Sogar die Haustürschelle und die Haussprechanlage stellte ich aus. Mit der Zeit gelang es mir immer besser, mich zu konzentrieren und wenn ich ehrlich bin, so benutzte ich das Kasettentraining zu späteren Zeitpunkten auch dazu, um mich aus streßigen Situationen zurückziehen zu können. War es bei uns in der Familie mal besonders turbulent, Hund und Kind aufgedreht und wild, dann nahm ich einfach meine Kassette, zog mich damit zurück und bat darum, nicht gestört zu werden. Diese

Möglichkeit genoß ich mit fortschreitendem Training mehr und mehr. Und es funktionierte nach anfänglichen Schwierigkeiten wunderbar. Wie gesagt, sehr viele Dinge sind einfach nur Gewohnheit. Man führt diese Gewohnheiten aus, ohne weiter darüber nachzudenken. Daß diese auch zu verändern sind, bemerkte ich bereits nach dem Vorprogramm. Das Ruhe und Entspannung, ganz einfach Nichtstun eine ganz wunderbare Gewohnheit sein kann, war für mich eine neue, aber sehr wichtige Erfahrung. Nach den anfänglichen Schwierigkeiten mit dem Kassettentraining fand ich für mich folgende Lösung: Wann immer ich wollte, hörte ich meine Kassette. Das konnte zu allen möglichen Tages- und Nachtzeiten sein. Manchmal, wenn ich nachts aufwachte und nicht wieder einschlafen konnte, weil die Gedanken kamen und mir meine Ruhe nahmen, dann hörte ich diese Kassette sogar mehrmals hintereinander. Und es war wunderbar, der Gedankenkreis wurde unterbrochen und nach einiger Zeit schlief ich ganz leicht wieder ein. Für mich hatte ich nach dem Vorprogramm herausgefunden: Es machte mir Schwierigkeiten, mich an gewisse Zeiten zu halten, lieber machte ich mein Entspannungstraining, wenn ich die Lust dazu hatte. So kam es sogar soweit, daß ich an manchen Tagen öfter als dreimal dieses Training machte. Einfach weil ich die Lust und das Bedürfnis dazu hatte. Ich bemerkte, daß ich unter selbst auferlegten Zwang nicht die Ruhe und Konzentration fand, die ich zur Entspannung brauchte. Also hörte ich diese Kassette, wann immer ich wollte, ohne Druck und ohne Zwang, und auf einmal gelang es ganz wunderbar. Es gibt ja viele Menschen, die unter Zwang und Druck keine Leistung bringen, wahrscheinlich gehöre ich auch dazu. Mittlerweile bin ich zu der Erkenntnis gekommen, daß jeder, der dieses Training macht, für sich herausfinden sollte, wie er damit zurecht kommt. Ob mit oder ohne festen Zeiten, Hauptsache konzentriert und entspannt und natürlich mit einem guten Gewissen.

Eine Krise

⸻ ✦ ⸻

Wirklich der richtige Weg?

Nun machte ich also regelmäßig dieses Entspannungstraining, aber absolut besser ging es mir immer noch nicht. Zwar war ich ruhiger und gelassener geworden, doch einmal stand ich kurz davor, das Training aufzugeben, einfach weil ich so enttäuscht war.

Wir hatten, wie jedes Jahr, unseren Haupturlaub in den großen Ferien gebucht, zwangsweise, da unser Sohn ja noch schulpflichtig ist. Nach einer langen Anfahrt mit Stau und Hitze kamen wir an unserem Urlaubsziel an und fanden ein gemütlich eingerichtetes Ferienhaus vor. Wenn wir verreisen, dann buchen wir immer ein Haus, schon einfach aus dem Grund, weil es mit Kind und den Hunden bequemer ist. Zu unserer Westhighlandterrierhündin war mittlerweile noch eine Labradorhündin gekommen, die uns ebenfalls viel Freude machte. Sicherlich, zwei junge Hunde machten schon eine Menge Arbeit, aber auch sehr viel Freude. Die Labradorhündin war sehr lieb und temperamentvoll, sie ermunterte uns zu langen Spaziergängen und Aufenthalten in der Natur. Das genossen wir alle sehr. Das Ferienhaus war fast perfekt, es hatte nur einen Nachteil, es lag an einer

Bundesstraße. Das hatte im Reiseprospekt doch nicht gestanden? So etwas hätten wir sicherlich nicht übersehen. Jedenfalls lieferten sich Motorradfahrer dort jedes Wochenende regelmäßig Rennen. Als Tinnituserkrankte war ich besonders geräuschempfindlich und das bekam ich im Nachhinein auch sofort zu spüren. Zwar hörte ich im Urlaub mehr denn je meine Kassette, versuchte die Ruhe zu bewahren und doch konnte ich einen Hörsturz, der einige Tage nach unserer Rückkehr eintrat, nicht verhindern. Es war eigentlich wie immer. Eine Hörminderung traf mein rechtes Ohr, glücklicherweise diesmal ohne Drehschwindel. Trotzdem hatte ich das Gefühl, daß mir der Boden unter den Füßen weggezogen würde. Kurze Zeit nach unserem Urlaub, in dem ich mich eigentlich erholen wollte, passierte es. Wieso eigentlich? Hatte ich mich überanstrengt? War es dort für mein geräuschempfindliches Ohr doch zu laut gewesen? Oder war der ganze Urlaub vielleicht zu hektisch? Hatte ich mich mal wieder übernommen? Fragen über Fragen. Eine Antwort fand ich nicht. War in dem Glauben, mich richtig verhalten zu haben. Oft genug hatte ich meine Kassette aus dem Vorprogramm gehört, hatte versucht, stets ruhig und gelassen zu bleiben und trotzdem war es passiert. Und das, obwohl ich mich so gut gefühlt hatte, in dem Glauben, daß mir so leicht nichts mehr passieren könnte. Und nun das! Mir kamen Zweifel! Ich muß gestehen, ich war kurz davor alles aufzugeben, die "Biomentale Therapie" nicht mehr fortzusetzen. Dachte, daß ich den falschen Weg eingeschlagen hätte. Alles erschien mir auf einmal zu kompliziert. Hatte das Gefühl, es nicht zu schaffen. Daß ich nicht aufgab, habe ich hauptsächlich meinem Mann zu verdanken. Er ist der Typ Mensch, der grundsätzlich alles Angefangene zu Ende bringt, wenn er davon überzeugt ist. Leider neigte ich dazu, voreilig etwas abzubrechen oder gefaßte Entschlüsse wieder zu verändern oder zu verwerfen. Dieses Mal war es auch so. Enttäuscht entschied ich mich, die Therapie zu beenden. Packte meinen Kassettenrecorder in die hinterste Ecke des Schrankes und wollte nie wieder etwas davon hören. Vergessen waren die einzelnen Passagen aus dem Buch, mit denen ich mich so gut hatte identifizieren können. Vergessen war, daß ich bereits kleinere Fortschritte durch die gelernte Entspannung gemacht hatte. Vergessen war eigentlich alles, was bereits kleine Erfolge gezeigt hatte. Entmutigt war ich, enttäuscht und erneut hilflos. Abends erzählte ich meinem Mann traurig von meiner Entscheidung und bekam eine Reaktion, die ich eigentlich nicht erwartet hatte. "Das ist wieder mal typisch. Bei der geringsten Schwierigkeit resignierst Du!" Resignieren? Das wollte ich eigentlich gar nicht und aufgeben im Grunde auch nicht. Wir fingen an zu diskutieren. In meinem geschwächten Zustand war ich natürlich kein guter Diskussionspartner. Letztendlich konnte er mich überzeugen. Meinen Kassettenrecorder holte ich zwar an diesem Abend nicht mehr hervor, doch bereits am nächsten Tag machte ich mit dem Entspannungstraining weiter. Was wäre passiert, hätte ich die "Biomentale Therapie" wirklich abgebrochen? Ich darf gar nicht darüber nachdenken. Mein altes Leben hätte ich weiterführen müssen. Durch diese Erfahrung eines erneuten Hörsturzes stellte ich fest: Ich war noch lange nicht so weit, noch lange nicht gesund und geheilt. Zu ungeduldig und zu schnell entmutigt. Den Weg der kleinen Schritte wollte ich doch gehen und nun war ich zur Aufgabe bereit, beim ersten Anlaß.

Gut, daß ich in meinem Partner eine so wertvolle Unterstützung fand. Was mir eigentlich noch fehlte, war die Anleitung zum Umdenken, manche Dinge anders zu sehen und diese kombiniert mit den Entspannungsübungen auszuführen. Diese Erfahrungen sollte ich im Hauptprogramm machen. Bis dahin, so nahm ich mir vor, sollte mich nichts mehr daran hindern können, weiterzumachen. Kein erneuter Hörsturz, kein Drehschwindel und auch nicht die ständigen Ohrgeräusche, einfach nichts mehr. Den Entschluß faßte ich, nachdem mein normales Hörvermögen von alleine wiederhergestellt war. Und ich hielt mich daran, wartete geduldig auf meinen Termin zum Hauptprogramm. Die Zeit verging und einige Monate später bekam ich die Termine zum Hauptprogramm.

Das Hauptprogramm

Die Wende

Das Hauptprogramm möchte ich als den Wendepunkt in meinem bisherigen Leben bezeichnen. Meine ganze Hoffnung setzte ich auf das Hauptprogramm und wurde nicht enttäuscht. Die Gespräche mit Dr. Greuel zeigten mir deutlich, welche Situationen ich nicht beherrschte. Sie deuteten mir mein Fehlverhalten, zeigten mir neue Wege, die ich zu gehen bereit war. Die gesamte Therapie erschien mir logisch und ich verstand den Sinn. Das erweiterte Entspannungsprogramm verhalf mir zu noch mehr innerer Ruhe, zu einer großen Aufnahmebereitschaft. Weiterhin schrieb ich nach jedem stattgefunden Gespräch die wichtigsten Einzelheiten auf. Sie werden es nicht glauben, wie oft ich in der nachfolgenden Zeit darauf zurückgreifen mußte. Einfach, weil es bequemer ist, immer wieder in seine alten Gewohnheiten zu verfallen, brauchte ich diese Gedächtnisstützen. So hatte ich jederzeit eine für mich greifbare gedankliche Erinnerung. Auch Äußerungen, die mir im ersten Moment als unwichtig erschienen, gewannen nach dem Hauptprogramm an Wichtigkeit. Noch nie zuvor hatte ich mit so viel Klarheit mein bisheriges Leben betrach-

ten können. Manche Dinge erschienen mir im ersten Moment nicht nachvollziehbar. Doch im Nachhinein konnte ich für mich alles umsetzen und verwirklichen. Auch scheinbar nebensächlich gemachte Äußerungen, bekamen auf einmal für mich einen Sinn. Während der Biomentalen Therapie lernte ich die Möglichkeit kennen, mich jederzeit in einen entspannten Zustand zurückzuführen. Heute kann ich mit Sicherheit sagen: Sie machte aus mir einen neuen Menschen! Zwar keinen anderen Menschen, jedoch in jedem Fall einen geläuterten, in sich ruhenden Menschen. Nicht mehr zu vergleichen mit den Verhaltensweisen und Ängsten, die noch Jahre zuvor in mir vorhanden waren.
Bevor ich mit der Hauptbehandlung anfing, hatte ich nach wie vor das Problem, alleine mit dem Auto nach Düsseldorf zu fahren. Heute fahre ich die weitesten Strecken, ohne großartig darüber nachzudenken. Entfernungen spielen keine Rolle mehr! Das Kassettentraining machte mir mittlerweile keine Probleme mehr. Ich hatte gelernt, mich zu konzentrieren und dadurch abschalten und entspannen zu können. Während meiner "Lehrzeit", die Zeit der Behandlung in Düsseldorf

hörte ich konsequent zusätzlich zu Hause die Kassetten. Genießen konnte ich, einmal ausschließlich nur für mich Zeit zu haben. Meine anderen Aufgaben und Pflichten stellte ich während der Therapie zurück. Konzentrieren wollte ich mich, abschalten und neue Erkenntnisse gewinnen. Die Atmosphäre war gut und ich fühlte mich wohl, mit diesen Voraussetzungen gelang es mir, mich intensiv auf die Biomentale Therapie zu konzentrieren. Nach den Gesprächen mit Dr. Greuel entstand in meinem Beisein und unter seiner Anleitung die auf meine persönlichen Probleme zugeschnittene Kassette. Alles in allem kann ich nur sagen, es war für mich eine sehr interessante Zeit. Noch nie zuvor hatte ich mich und mein Verhalten so gesehen. Einiges erschien mir auf Anhieb sehr logisch. Vor allen Dingen eines begriff ich sofort: Eine Schnellheilung war nicht möglich, Zeit und Geduld mußte ich haben, um richtig gesund zu werden. Meine Arbeit an mir konnte erst nach dem Erlernen und Praktizieren der Biomentalen Therapie beginnen. Eine andere Denkweise war erforderlich geworden und das bedeutete für mich "Achtsamkeit üben, kritisch mit mir selbst sein". Das war etwas, daß mir bisher völlig fremd war. Die neuen Erkenntnisse wollte ich in die Tat umzusetzen, mit in den Alltag integrieren. Anfangs erschien es mir gar nicht so einfach. Es kostete viel Energie und gedanklichen Aufwand. Trotzdem war ich guten Mutes und nahm mir vor, mir vorerst nichts mehr vorzunehmen! Den Weg der kleinen Schritte wollte ich gehen. Mir nicht selbst im Wege stehen. Eine Veränderung meines Verhaltens zulassen und tolerieren. Die Anleitung zur Verhaltensänderung war mir nun klar. Das Opfer meiner Erkrankung wollte ich nicht mehr länger sein, ich hatte meine sogenannte "Schmerzgrenze" schon lange erreicht. Heute denke ich manchmal, daß es erst soweit kommen mußte, daß die "Schmerzgrenze" erlangt werden sollte, damit ich dazu bereit war, eine ernsthafte Zielsetzung einzuleiten. Zu oft sagt man: "Ich sollte..., ich könnte...oder ich müßte...", (z. B. mehr Pausen machen, die Kassette hören, einfach einmal nichts tun oder die Zeit anders planen) ohne konsequent zu sein, ohne ernsthaft auf sich und seine Bedürfnisse einzugehen. Sicher war ich, daß in meinem Leben eine Veränderung notwendig sein würde, wollte ich gesund werden. Die Worte "könnte" und "sollte" ersetzte ich durch "werden" und "wollen". Damit schien mir, waren die ersten Schritte in die richtige Richtung getan. Dieses Ziel war nun gesetzt, es zu erreichen war absolut notwendig, denn so wie bisher ging es für mich einfach nicht weiter. Die entsprechenden Maßnahmen dazu wollte ich nun ergreifen. Klar erschien es mir, daß ich ohne gewisse Veränderungen nicht gesund werden könnte, also lag es an mir, diese einzuleiten. Niemand konnte mir dieses abnehmen, ich hatte erkannt, daß jeder für sich selbst verantwortlich ist. Aktiv wollte ich sein, an mir arbeiten, nur so hatte es die Chance von Dauer zu sein. Und je länger ich mich mit diesem Gedanken befaßte, um so mehr gewann ich an Sicherheit, daß mir das auch gelingen würde. Ich glaubte an mich, war überzeugt, derartiges zu erreichen und dementsprechend motiviert. Die Anleitung zur Ergreifung der für mich richtigen Maßnahmen hatte ich durch die Behandlung bekommen, alles weitere lag bei mir. Niemand würde mir die Verantwortung für meine weitere Zukunft abnehmen können. Von mir selbst mußte alles weitere ausgehen. Zusammengefaßt möchte ich sagen: Sicher war ich, daß es so nicht weitergehen konnte, also wollte ich etwas ändern. Klar war mir, daß nur ich es war, die den Einfluß hatte es selbst zu verändern. Und vor allen Dingen hatte ich die persönliche Sicherheit bekommen, daß ich das mir vorgenommene auch erreichen würde. Letztendlich war ich es, von der die Veränderung ausgehen mußte. Mit diesem Wissen begann für mich die Zeit der kontinuierlichen Veränderungen. Und es gelang mir! Zwar nicht immer auf Anhieb, jedoch so nach und nach. Behutsam ging ich mit mir um, versuchte mir Dinge, die nicht auf Anhieb gelangen, zu verzeihen. War ganz einfach großzügiger mit mir. Plötzlich hatte ich den Mut, auch einmal "nein" sagen zu können. Besonders bei Dingen, die mir überhaupt nicht wichtig erschienen. Wenn ich den nächsten Tag plante, dann immer so, daß nur eine wichtige oder umfangreiche Sache zu erledigen war. Standen mehrere Dinge an, die zu tun waren, dann versuchte ich diese auf die Woche zu verteilen. So hatte ich jeden Tag immer noch genügend Zeit für mich und die Biomentale Therapie. Mein Kassettentraining war mir wichtig geworden. Es gehörte mittlerweile wie Essen und Trinken zu meinem Tagesablauf. Eigentlich stellte ich dieses Training über alle anderen zu erledigenden Dinge. Und es hatte noch etwas Gutes. Das Entspannungstraining verhalf mir zu einem problemlosen Einschlafen. Hörte ich vor dem Einschlafen diese Kassette, so schlief ich im Anschluß daran sofort ein. Es war eine wunderbare Möglichkeit, die allabendlich sich einstellenden Gedanken aus meinem Kopf zu verbannen. Noch heute mache ich oftmals Gebrauch davon. Resümee des Ganzen: Die Biomentale Therapie hat mir gezeigt, vieles mit anderen Augen zu sehen. Unwichtiges nicht mehr so wichtig zu nehmen, Entspannung in den Vordergrund zu stellen. Sie hat mir zu neuem Mut und Selbstsicherheit verholfen. Durch sie bin ich ein gesunder, belastbarer Mensch geworden. Eigentlich habe ich der Biomentalen Therapie meine ganze weitere Zukunft zu verdanken.

Schrittweise eine neue Lebenseinstellung

Gedankliche Veränderung

Durch die Biomentale Therapie bekam ich fast unmerklich eine andere Lebenseinstellung. Ich versuchte so streßfrei wie möglich zu leben und begann mich und mein Verhalten kritisch zu betrachten. Vieles bekam durch mein neues Denken einen ganz anderen Stellenwert. Auch wurde ich durch die regelmäßigen Ruhe- und Abschaltpausen mehr und mehr belastbarer. Eine meiner ungünstigen Eigenschaft war das schlechte Zurechtkommen mit Niederlagen, Enttäuschungen durch andere Menschen oder Nichterfolge. Ganz gleich in welchem Bereich ich auch davon betroffen wurde: im Freundeskreis, im Rahmen meiner Aufgaben im häuslichen oder Verwandtenkreis, ja, sogar im Freizeitbereich machten mir Nichterfolge zu schaffen. Passierte so etwas, so konnte ich tagelang mit mir und meinem "Schicksal" hadern, war schlecht gelaunt und mißmutig, kam mit mir und meiner Umwelt nicht zurecht. Eines Tages erkannte ich, daß ich mir damit nur selbst schadete. Es geschah bei der Beobachtung einer ganz banalen Geschichte: Da ich ja nun mit meinen beiden Hunden viel spazierenging und dabei natürlich auch auf andere Hunde traf, wurde ich eines Tages Zeuge einer Rauferei zwischen zwei Rüden. Der Kampf der beiden Hunden ging so lange, bis einer der beiden sich ergab. Er ließ sich auf den Boden fallen und wehrte sich nicht mehr. Sofort ließ der Stärkere von den beiden daraufhin von ihm ab. So ist das normale Verhalten von gesunden und natürlich gehaltenen Tieren. Der unterlegene Hund sprang dann sofort auf und stellte sich wieder ganz normal hin. Und erstaunt sah ich, was er dann tat: "Er schüttelte sich!" Es sah so aus als würde er das gewesene von sich abschütteln und dann zum gewohnten Tagesablauf übergehen. Sicherlich etwas klüger, sicherlich auch etwas vorsichtiger, immerhin um eine Erfahrung reicher, aber deshalb noch lange nicht verzagter und mutloser. Ein nicht mit sich haderndes Tier. Nein, warum auch, er hatte seinen Ärger, seine Niederlage ja sofort abgeschüttelt. Dieses Verhalten beobachtete ich danach auch noch häufiger auf Hundeplätzen. Es ist eine Art des Tieres, ohne Schaden einfach wieder weiter zu machen. Es faszinierte mich. Warum verhalten wir Menschen uns nicht so? Es ist doch eigentlich eine ganz einfache Art, mit dem Leben zurecht zu kommen. Ärger, Nichterfolge oder Niederlagen einfach zu verarbeiten und dann zu vergessen. Natürlich nicht ohne Erfahrungen und Lehren daraus zu ziehen, vielleicht beim nächsten Mal anders zu reagieren oder sich besser einzuschätzen. Ich sah, daß das Leben im Grunde ganz einfach ist. Nur wir Menschen neigen dazu, es zu komplizieren. Vielleicht, oder ich glaube sicherlich, weil wir zu viel denken, uns zu wenig verzeihen können, zu hohe Erwartungen oder Ansprüche an uns stellen. Eigentlich sollten wir uns das Leben doch so leicht wie möglich machen. Ich beschloß danach zu verfahren. So änderte und überprüfte ich von Zeit zu Zeit mein Verhalten. Viele Dinge fielen mir auf. Mein Problem, schlecht nein sagen zu können, zu gefällig zu sein. Dieses Verhalten zu verändern bereitete mir sehr große Schwierigkeiten. Sei es, daß meine Erziehung mir dabei im Wege stand oder daß ich einfach noch nicht selbstbewußt genug war, um meine Meinung durchzusetzen. Oftmals verfiel ich dabei in meinen alten Trott. Traf Verabredungen, die ich eigentlich gar nicht treffen wollte, tat Dinge, nur um gefällig zu sein, die ich gar nicht tun wollte. Vertat meine Zeit mit und für andere Menschen, die es dadurch nur bequemer hatten. Gefälligkeiten, die eigentlich gar nicht notwendig waren, die genauso anders erledigt werden konnten. Da war zum Beispiel die alte Tante, die ständig von mir zum Arzt oder Verwandten gefahren werden wollte. Wann immer es für sie unbequem war, bat sie mich um meine Hilfe. Sei es, daß das Wetter sehr schlecht war oder daß der Weg zu weit und zu umständlich mit öffentlichen Verkehrsmitteln zu erreichen war. Oder aber sie fühlte sich nicht wohl und konnte unmöglich alleine aus dem Haus. Manchmal meine ich, sie dachte ich, hätte unendlich viel Zeit. Dabei bin ich der festen Überzeugung, daß es von ihr nicht böse gemeint war. Nein, sie suchte einfach Ihre Bequemlichkeit, und ich schien für sie ständig verfügbar. Da ich alles, wann immer es möglich war, für sie getan hatte, fiel es mir schwer, besonders dort konsequent zu sein. Meine erste Absage an sie gab ich ungern, jedoch mit dem Gefühl, daß es notwendig wäre. Im ersten Moment schien sie mir irritiert, faßte sich dann aber sehr schnell und sagte: "Nun, wenn es denn gar nicht anders geht, dann nehme ich mir ein Taxi. Ist zwar teuer, aber wenn Du wirklich keine Zeit hast!" Dieses " ist zwar teuer" machte mich nachdenklich. War denn meine Zeit gar nichts wert? Hatte ich denn so unendlich viel davon zur Verfügung? Das war es also! Grob gesagt, sah sie in mir nichts weiter als ein günstiges Transportmittel. Mit meinem "Nein" hatte ich also richtig entschieden. Mein Gewissen brauchte sich deswegen nicht schlecht zu fühlen. Schade, daß ich mich deshalb oftmals so gestreßt hatte. Sicherlich hat sie in aller dieser Zeit nicht berechnend gedacht, aber dennoch unüberlegt. Auch hatte ich viele Freundinnen, welche meine Zeit beanspruchten, meinen Rat wollten und dann doch nicht danach handelten. Je mehr ich über mich und mein Verhalten nachdachte, um so mehr fing ich auch an über die Personen in meinem näheren Umfeld nachzudenken. Stellten sie nicht wirklich oftmals zu hohe Ansprüche an mich? Forderten sie nicht doch meistens zu viel von mir? Dort Bilanz zu ziehen und klare Erkenntnisse zu bekommen, war für mich nicht leicht. Und trotzdem, es mußte sein. Bei allen Dingen, die ich mir vornahm, mußte ich zuerst an mich denken. Mußte für mich entscheiden. Wollte ich gesund werden, so gab es keine andere Möglichkeit. Mein erstes "Nein" war nicht sehr konsequent, eher ein "im Moment nicht, aber vielleicht ein anderes Mal". Aber die Wirkung war gut. Erstaunen zwar auf der anderen Seite, aber sonst auch nichts. Allmählich merkte ich, daß für mich dadurch gar kein Nachteil entstand. Im Grunde nur ein Vorteil, denn ich hatte auf einmal mehr Zeit für mich. Mein "Nein" schadete niemanden, nein ich bemerkte sogar, daß ich auf einmal mehr respektiert wurde. Aus mir ist zwar kein notorischer Neinsager geworden, aber ein Überlegter. Auf einmal bemerkte ich auch ein Gefühl der Unzufriedenheit mit mir, wenn ich mich doch wieder hatte überreden lassen. Dieses Gefühl gefiel mir überhaupt nicht und ich reagierte ab sofort anders, sobald ich es verspürte. Ich gewöhnte mir auch an, in mich hineinzuhorchen, bevor ich eine Entscheidung traf. Eigentlich bei allen von mir geplanten Dingen. Innerlich stelle ich mir dann immer wieder die Frage: "Ist das gut so wie es ist oder sein wird? Möchtest Du das wirklich? Oder läßt Du Dich nur mitziehen?" Seitdem ich bewußter mit mir umgehe, bin ich eigentlich zufriedener und dadurch bedingt auch belastbarer geworden. Etwa ein halbes Jahr nach dem erlernen der "Biomentalen Therapie" stand eine Einladung bevor, die ich eigentlich nicht absagen konnte. Es gibt ja derartige Verpflichtungen, bei denen Anwesenheit Pflicht ist. Eigentlich unternehme ich solche Dinge ungern, da ich mich dann in ein gewisses Programm gepreßt fühle und dabei sein muß. Da dieser Termin jedoch unvermeidbar war, fing ich an die Einladung von mehreren Seiten zu betrachten. Letztendlich betrachtete ich diese Einladung auch von der Seite des Gastgebers und kam zu der Erkenntnis: Mit dieser Einladung, die für ihn ein zeitlicher und finanzieller Aufwand war, hatte er nichts anderes beabsichtigt, als uns einen schönen, erlebnisreichen Tag zu machen. Er konnte doch nicht ahnen, daß derlei Dinge mir nicht gefallen. Von da an beeinflußte ich mich, wann immer ich an diesen Termin dachte, nur noch positiv. Verbannte das ungute Gefühl aus meinem Kopf. Und fast unmerklich bekam ich eine andere Einstellung dazu. Alles in allem gesehen, hat mir dieser Tag letztendlich sehr viel Spaß gemacht. Die Vorstellung, ein Programm absolvieren zu müssen, war am Tage des Termins gar nicht mehr vorhanden. Nein, eigentlich wurde es ein Tag, von dem ich noch heute gerne erzähle. Zu diesem Zeitpunkt merkte ich erstmalig, wie sehr Gedanken einen Menschen positiv sowie auch negativ beeinflussen können. Seitdem übe ich mich beständig im positiven Denken. Es gelingt zwar nicht immer auf Anhieb, doch sobald ich merke, daß ein negativer Gedanke sich einschleicht, halte ich den Gedankenkreislauf erst einmal an. Mittlerweile macht es mir Freude, auf meine Gedanken zu achten. Es ist zur Routine geworden. Eine sehr gute Erkenntnis war für mich, daß das Leben im Grunde nur eine Einstellungssache ist. Seitdem mache ich es mir nicht mehr schwerer als notwendig und versuche alles möglichst positiv zu betrachten. Wenn ich die Dinge, die geschehen sollen, nicht ändern oder in meine Richtung beeinflussen kann, dann versuche ich meine Einstellung zu den Dingen zu verändern. Zu all diesen für mich neuen Erkenntnissen und Meinungen kam ich allerdings erst, nachdem ich innerlich zur Ruhe gefunden hatte. Erst nach dem kompletten Erlernen der Biomentalen Therapie, nach den Gesprächen mit Dr. Greuel. Sicherlich gibt es auch Menschen, die allein durch das Lesen des Buches "Tinnitus ist heilbar!" sich helfen oder heilen konnten. Mir jedoch wäre das nicht gelungen. Es fehlte mir an innerlicher Ruhe und wahrscheinlich hatte ich viel zu lange unter diesem Krankheitskomplex gelitten, war viel zu sehr gefangen in meinen Gewohnheiten. Mein Fehlverhalten und mein irrationales Denken hätte ich ohne Anleitung nicht verändern oder korrigieren können. Ohne diese innerliche Ruhe, die auch meinen Gedankenkreislauf durchbrach, hätte ich nicht die Kraft gehabt, etwas neu zu überdenken, zu verändern oder anders zu sehen. Für mich war das Kennenlernen der Biomentalen Therapie nicht nur theoretisch, sondern auch praktisch sehr wichtig. Auch meine sportlichen Aktivitäten habe ich überdacht. Dabei bin ich zu der Erkenntnis gekommen, daß Tennisspielen mir eigentlich keinen allzu großen Spaß macht. Kurz entschlossen bin ich aus dem Verein ausgetreten. Vielleicht doch nicht ganz so kurz entschlossen, natürlich nicht, ohne mit meinem Mann darüber zu reden. Denn er ist nach wie vor noch ein begeisterter Tennisspieler und will diesen Freizeitbereich natürlich gerne mit mir teilen. Dennoch war ich mittlerweile innerlich so weit, daß ich mich konsequent durchsetzten konnte. Es tat mir zwar leid, aber diese Entscheidung mußte ich für mich alleine treffen. In meiner Freizeit wollte ich nur noch Dinge tun, die mir Spaß machten. Mein Sohn überdachte seine Tennisaktivitäten daraufhin auch und trat ein Jahr später aus dem Verein aus. Ins Fitnesscenter gehe ich nach wie vor. Zwar nicht immer regelmäßig, aber ich denke, oft genug. Es macht mir Spaß. Sicherlich auch, weil ich dort keinem festen Programm unterliege. So viel tun kann, wie ich möchte oder meiner Tagesform entspricht. Dort muß ich nicht mithalten, das habe ich von Anfang an abgeblockt, indem ich mir meine persönlichen Grenzen setzte. Sicherlich mußte ich mich anfangs auch dort durchsetzen. Einfach, weil ich nicht, wie viele andere Trainierende, eine halbe Stunde auf dem Fahrrad fuhr, sondern nur zehn Minuten. Weil ich nicht bereit war, mich zu verausgaben, so wie fast alle es dort tun. Und natürlich auch, weil ich sparsam war mit den Gewichten, mich nicht überanstrengte. Mittlerweile wundert sich niemand mehr, es ist akzeptiert worden, ohne daß ich Erklärungen abgegeben habe. Schön ist auch, daß ich nicht an einem bestimmten Tag zu einer bestimmten Zeit dort sein muß. Ich kann kommen und gehen wann ich will, unterliege dort keinem bestimmten Zeitplan. So gesehen wäre eine Gymnastikgruppe oder eine Aerobicstunde sicherlich nichts für mich. Jedoch beachte ich, wenn ich trainiert habe oder trainieren möchte, daß für den Rest des Tages nichts Anstrengendes mehr auf meinem Tagesprogramm steht. Sport und Großeinkauf oder aufwendige Hausarbeiten vermeide ich dann. Dagegen Sport und Freizeit, oder die Erledigung kleiner Aufgaben erlaube ich mir schon eher. Niemals mehr bis an die Grenze meiner Kräfte zu gehen, das habe ich mir zur Aufgabe gemacht. Immer bin ich darauf bedacht, mich nicht zu übernehmen. Das mein Verhalten richtig ist, hat mir die Zeit gezeigt. Seit dem Hauptprogramm hatte ich keine erneuten Hörstürze, keinen Drehschwindelanfall mehr. Auch sind meine Ohrgeräusche so allmählich ganz verschwunden. Meine Grenzen sind mir gezeigt worden, noch einmal möchte ich das nicht mehr erleben! Dabei halte ich mich nicht für schwächer als andere oder weniger belastbar, nein, ich halte mich mittlerweile ganz einfach für klüger. Denn Überlastung oder Sport bis zu völligen Erschöpfung, das kann nicht gesund sein. Das Leben in

Maßen zu genießen ist dagegen sehr gesund.

Das Abschlußgespräch

Der endgültige Durchbruch

Fast auf den Tag genau drei Monate nach dem Hauptprogramm vereinbarte ich einen letzten Termin mit der Düsseldorfer Praxis. Das Abschlußgespräch, so wie ich es immer nannte, stand an, und da es mit zum Behandlungsprogramm der Biomentalen Therapie gehört, wollte ich es nicht versäumen. Von meinen Erfolgen wollte ich berichten, aber auch von meinem Mißerfolg nach dem Vorprogramm. Das ich bereits nach dem Vorprogramm so schnell zur Aufgabe der Biomentalen Therapie bereit war, machte mir gedanklich noch immer sehr zu schaffen. Ich wollte die endgültige Sicherheit, daß ich nicht noch einmal so vorschnell negativ reagieren würde. Leider vergaß ich während des Hauptprogramms darüber zu reden und die so schnelle negative Reaktion meinerseits belastete mich gedanklich noch immer. Darüber mit Dr. Greuel zu reden, erschien mir wichtig! Außerdem war mir nach intensiver Entspannung zu Mute und ich wollte das Entspannungstraining noch einmal wiederholen und genießen. So hatte ich, neben dem Wunsch, die Therapie komplett beenden zu wollen, zusätzlich zwei gute Gründe nach Düsseldorf zu fahren.

Das Entspannungsprogramm empfand ich als sehr wohltuend und ich nahm alles noch einmal komplett in mir auf. Diese absolute Ruhe empfand ich als sehr entspannend. Die Wiederholung der erlernten Übungen vertiefte und festigte die Funktionen und Wirkungen der Therapie, so daß auch zukünftig die Sicherheit bei der Anwendung des biomentalen Entspannungstrainings zu Hause gewährleistet war. Somit behielt ich alles in guter Erinnerung. Diese erneute Auffrischung sah ich als sehr wichtig an. Auch das Gespräch mit Dr. Greuel bestätigte mir den Ansatz meiner neuen Denkweise. Ich war auf dem richtigen Weg, die kleinen Teilerfolge zeigten es mir bereits deutlich. Sicher wurde ich in dem Gedanken, daß ich die Biomentale Therapie richtig verstanden hatte und es mir bereits teilweise gelungen war, sie für mich ein- und umzusetzen. Auch mein Rückfall nach dem Vorprogramm wurde mir nicht als Mißerfolg verdeutlicht, sondern als Erkenntnis, daß mein Fehlverhalten oder eine gewisse Selbstüberschätzung die Verursacher waren. Daraus konnte ich nun neue, positive Erkenntnisse gewinnen. So sah ich meinen Rückfall in gewisser Weise auch als Fortschritt an und wurde somit endlich von meinem zweifelnden Denken befreit. Resignation war nicht angesagt, positives Denken stand im Vordergrund, dieses wurde mir noch einmal ganz klar verdeutlicht. Zum erstenmal erkannte ich, daß das Leben u. a. auch ein Lernprozeß ist. Aus Fehlern zu lernen, das ist eigentlich ein ganz normaler Lebensverlauf. Neue Erfahrungen machen, ganz gleich ob positiv oder negativ, ist doch ein wichtiger Lebensbereich. Nur die Einstellung dazu, die muß stimmen. Das konnte ich nun ganz klar erkennen. So gesehen brachte mir dieses letzte Gespräch in Düsseldorf nun tatsächlich den endgültigen Durchbruch, die für mich so wichtige absolute Sicherheit. Ich fühlte mich stark, dachte nicht mehr an gestern, an die langen Jahre meiner Erkrankung, sondern konzentrierte mich auf das Jetzt und, so gesehen, natürlich auch auf die Zukunft.

So kam es, daß meine Ohrgeräusche immer mehr in den Hintergrund traten. Meine Erkrankung machte ich nicht mehr zum Mittelpunkt meines Lebens. Das Ziel "Gesundheit" forderte meine Energie und Konzentration. Es ging mir von Tag zu Tag besser, meine Psyche wurde stabiler und ich wurde immer belastbarer. So kam es, daß ich fast unmerklich beschwerdefrei wurde. Eines Tages waren meine Ohrgeräusche völlig verschwunden und das Schönste daran war: Nicht eine Einwirkung von außen, kein Medikament, keine schulmedizinische Behandlung, sondern ich selbst war der Verursacher dieses für mich wieder so neuen Zustandes! Durch die Anleitung und die spezielle Möglichkeit der Entspannung, welche mir durch die Biomentale Therapie vermittelt worden ist, hatte ich meinen eigenen Weg aus dieser Erkrankung gefunden.

Ein glückliches Ende -endlich wieder gesund

Meine neuen Erkenntnisse

Tatsächlich schaffte ich es innerhalb eines Jahres, meine Erkrankung loszuwerden. Die Biomentale Therapie verhalf mir dazu. Das tägliche Abschalttraining, das ich mit der Kassette aus dem Hauptprogramm praktizierte, verhalf mir, bitte glauben Sie mir das, zu neuen Kräften. Kräfte, die ich vorher in mir noch nicht verspürt hatte. Fast gleichzeitig gewann ich neues Selbstvertrauen. Mein Gesundheitszustand wurde stabil. Oft wird mir die Frage gestellt: "Wie war das innerhalb eines Jahres denn möglich? Besteht für mich die Möglichkeit, in genauso relativ kurzer Zeit gesund zu werden? Dazu kann ich nur sagen, wenn Sie sich ähnlich wie ich verhalten, genauso konsequent sind, dann haben auch Sie die gleiche Chance. Achten Sie täglich auf sich, hören Sie konsequent die Kassette und entspannen Sie dabei. So schaffen sie die ideale Voraussetzung für Ihre baldige Genesung. Sollten Sie nicht das Interesse haben oder Ihre Motivation ist nicht groß genug, um täglich an sich selbst zu arbeiten, dann werden Sie vermutlich länger brauchen oder es unter Umständen gar nicht schaffen. Es liegt an Ihnen, wie schnell Sie ihr Ziel erreichen.

Wenn ich heute darüber nachdenke, so möchte ich sagen, es war für mich nicht einmal besonders schwer. Sicherlich war ich in diesem Jahr stets aufmerksam, überlastete mich nicht und wägte jede Entscheidung ab. Es war ein Jahr, das ich ganz intensiv mit mir selbst verbrachte. Ein Jahr, in dem ich das "nein" sagen lernte. Ständig hörte ich mich hinein, achtete auf mich. Hätte ich die Biomentale Therapie nicht so ernst genommen, nicht regelmäßig meine Entspannungsübungen gemacht oder vielleicht voreilig abgebrochen, dann hätte ich es mit Sicherheit nicht geschafft. Doch so gehört diese Erkrankung, mit all Ihren negativen Seiten, heute meiner Vergangenheit an. Eine Vergangenheit, die zwar oftmals sehr schwierig war, mich aber dennoch wesentlich weiter brachte. Sie lehrte mich, achtsam mit mir umzugehen. Verfahren Sie auch so, stellen Sie Ihre Gesundheit stets in den Vordergrund, dann schaffen Sie sich die allerbesten Voraussetzungen zur Beschwerdefreiheit bzw. -erleichterung. Zwar brauchte ich leider sechs Jahre, um diese Erfahrungen zu machen, dennoch denke ich, daß oftmals Irrwege gegangen werden müssen, bevor das richtige Ziel entdeckt und gesteckt wird und dann erreicht werden kann. Ohne meine vielen negativen Erfahrungen wäre ich sicherlich nicht bis zur "Biomentalen Therapie" vorgestoßen und hätte nicht die Chance bekommen, mein Leben anders zu gestalten. So zu gestalten, daß ich für meine weitere Zukunft davon profitieren kann. Was geblieben ist, ist das Verständnis für meine Mitmenschen, die nach wie vor unter dieser Erkrankung leiden. Nach wie vor kann ich mich in jeweilige Situationen hineinversetzen und verstehen, warum ein Hörsturz "passiert", ein Drehschwindelanfall eintrifft oder die Ohrgeräusche zu manchen Zeiten besonders stark sind. Das Verhaltensmuster ist oftmals ähnlich, die Persönlichkeitsstruktur fast immer gleich. Während ich dieses Buch schrieb, habe ich mich häufig wundern müssen. Mein Verhalten in der damaligen Zeit ist mir heute absolut unverständlich. Verständlich ist mir nur, daß ich dabei erkranken mußte. Mittlerweile hat sich mein "neues Denken" so in mir verfestigt, daß ich an einigen Stellen nur mit dem Kopf schütteln muß. Meine neue Denkweise ist mir heute so selbstverständlich, wie es vor Jahren das altgewohnte Denken war. So viel Unüberlegtheit und Hektik ist mir heute unverständlich. Meine

Schwachstellen habe ich klar erkannt, und ich bin dort besonders achtsam. Sicherlich, eine Persönlichkeitsveränderung hat bei mir nicht stattgefunden, lediglich mein Verhalten habe ich verändert, passe es den jeweiligen Situationen an. Etwas gleichgültiger bin ich geworden, achte nicht mehr ständig auf meine Familienangehörigen. Obwohl, ich muß gestehen, auch das fällt mir schwer. Es kostet schon etwas Willen, sich nicht ständig für andere verantwortlich zu fühlen. Bei mir ist es jedenfalls so. Mann und Sohn werden ab und zu nochmals damit konfrontiert. Doch die entsprechenden Bemerkungen ihrerseits bringen mich jedesmal in die Realität zurück. Anfangs irritiert mich das dann immer, aber letztendlich bin doch dankbar für diese kleine gedankliche Unterstützung. Natürlich ist es einfacher, wieder in die alten Gewohnheiten zu verfallen, doch habe ich festgestellt, daß neue Gewohnheiten auch sehr schnell alltäglich werden können. Es bedarf nur ständiger Aufmerksamkeit, ständiges "in sich Hineinhören" und einer gewissen Konsequenz. Dann werden alte Gewohnheiten zu neuen Gewohnheiten, altes Denken verwandelt sich zu neuem Denken. Im Grunde ist es etwas, daß jeder sich zu eigen machen sollte. Entscheidungen kontrollieren, sich nicht überlasten, in sich hineinhören, das "Neinsagen" lernen, mit sich selber konsequent sein und das Leben nicht schwerer als nötig nehmen. Dieses Verhalten verhindert Streßerkrankungen jeglicher Art und gibt ein neues Lebensgefühl. Dieses neue Lebensgefühl ist mir nun seit einigen Jahren zu eigen. Es geht mir nach wie vor sehr gut, obwohl auch ich von Schicksalsschlägen nicht verschont geblieben bin. Jedoch sehe ich mittlerweile viele Dinge und Geschehnisse als unabänderlich an. Versuche Schicksalsschläge anzunehmen und als nicht verhinderbar anzusehen. Niemand bleibt auf Dauer davon verschont. Das Leben hat nicht nur Sonnen- sondern leider auch Schattenseiten. Positives Denken hat mir in vielen Situationen beachtlich weiterhelfen können. Sich selbst und die Geschehnisse anzunehmen, zu akzeptieren, das ist eine wichtige Lebensbasis. Meine veränderte Einstellung zum Leben hat es vollbracht, daß ich fest daran glaube, daß ich mit allen auf mich noch zukommenden Geschehnissen, seien sie positiv oder negativ, immer auf irgendeine Art und Weise zurechtkommen werde. Zu eigen gemacht habe ich mir folgende Lebensweisheiten: "Gut Ding will Weile haben," oder "laß Dir Zeit, dann machst Du keine Fehler," und "wer langsam fährt, kommt auch zum Ziel". Es sind alte Lebensweisheiten, die ich zu berücksichtigen versuche. Oftmals steht mir die Umwelt bei der Ausführung oder Durchführung dieser alten Erkenntnisse im Wege. Die Wirklichkeit zeigt uns meistens sehr schnell, daß das Leben anderes von uns fordert. Schnell und richtig muß gearbeitet werden, lernen und begreifen auch so schnell wie möglich, das fängt schon im Kindesalter an. In Eile wird gegessen und eben werden noch ein paar Dinge erledigt. Ist es da verwunderlich, daß wir dieses gelernte und verlangte Verhalten in fast all unsere Lebensbereiche übertragen? Die Freizeit mit Aktivitäten verplanen, schnell noch dieses oder jenes erledigen müssen, mal eben hier- oder dorthin fahren. Es darf uns nicht erstaunen, daß wir in fast allen Bereichen unseres Lebens schnell und hektisch sind, ist uns das nicht auch anerzogen worden? "Mach schnell, die Schule fängt an", oder "wenn Du Dich nicht mit dem Essen beeilst, ist es gleich kalt!" Wer kennt diese oder ähnliche Sätze nicht aus seiner Kinderzeit? Ist es dann nicht verwunderlich, daß wir fast ausschließlich durch's Leben hetzen? Wir haben es nicht anders gelernt! Bitte nehmen Sie sich die Zeit, diese Worte zu durchdenken! Kommt Ihnen nicht mancher Satz bekannt vor? Sicherlich können Sie diese "Weisheiten" noch beliebig erweitern. Ein Umdenken, eine Veränderung unseres Verhaltens ist unbedingt erforderlich! Bitte nehmen Sie sich die Zeit dazu. Unnötig sind auch ständige Vergleiche mit anderen, denen wir uns freiwillig unterziehen. Innerlich unterliegen wir zeitweilig einem Konkurrenzkampf, der alles andere als gesund ist. Warum sind die anderen schneller, besser, ordentlicher, sportlicher oder genauer als ich? Warum bin denn ich nicht so aktiv, sondern eher bequem? Warum sieht es bei meinen Freunden aufgeräumt aus, während ich ständig gegen ein Chaos ankämpfe? Warum ist mein bester Freund mutiger als ich, traut sich mehr zu, fordert sich öfter heraus? Warum nur bin ich nicht so perfekt wie die anderen? Sind das nicht alles Fragen, die wir uns häufig stellen? In dieser oder einer anderen Form? Sollten wir uns dann nicht auch gleichzeitig die Frage stellen, ob es einen absoluten Perfektionismus gibt? Bitte, stellen Sie sich diese Frage, Sie werden sich sogleich selbst die richtige Antwort geben können: "Nobody is perfect" (Niemand ist perfekt). Viele Menschen sind in den unterschiedlichsten Bereichen genial oder absolut gut. Doch niemand kann das in jedem Bereich sein. Jeder Mensch ist eine individuelle Persönlichkeit, mit seinen ihm eigenen Fähigkeiten. Diese sollten von ihm gefördert werden. Jedoch in allen Lebensbereichen perfekt zu sein, ist eine Kunst, die niemand beherrscht! Schauen sie sich bitte einmal genau um. Sie werden keinen Menschen finden, der in allen Lebenssparten genial ist. Ein jeder hat seine Vor- und Nachteile. Wir sollten uns akzeptieren, unsere speziellen Eigenschaften anerkennen und dementsprechend fördern. Nur so können wir mit uns zufrieden sein, eine innere Harmonie herstellen. Und diese ist wiederum notwendig zur Genesung, bzw. Gesunderhaltung.

Sicherlich ist auch Ihnen aufgefallen, daß in den vorherigen Abschnitten dieses Buches wiederholt das Wort "müssen" auftaucht. Bemerkt haben sie wahrscheinlich auch, daß dieses immer in Verbindung mit einem negativen Satz geschah. Persönlich mag ich das Wort "müssen" überhaupt nicht. Es bedeutet für mich Druck. Ich "muß" etwas erledigen, "muß" anwesend sein usw. Es sagt immer aus, daß das zu erledigende nicht freiwillig geschieht, daß ein anderer Mensch Einfluß auf mich hat. Mich beeinflussen möchte. Du mußt diese Arbeit noch fertig machen oder Du mußt die Verabredung einhalten. Wer möchte schon gerne ständig "müssen"? Weitestgehend habe ich dieses Wort aus meinem Vokabular gestrichen, bin auch nicht mehr bereit, es auf mich einwirken zu lassen. Ganz egal, welche Personen es auch versuchen möchten. In dieser Hinsicht bin ich sehr hellhörig geworden. Sicherlich, zeitweilig komme ich auch nicht um das Wort "muß" herum. Doch achte ich darauf, daß das so selten wie möglich geschieht. Ohne Druck von außen oder schlimmer noch, selbsterzeugten Druck, lebt es sich bedeutend leichter. Warum sollte man sich das Leben nicht so leicht wie möglich machen? Sind Sie da nicht auch mit mir einer Meinung? In der heutigen Zeit ist es einfach nichts anderes als ein bißchen Lebenskunst. Die Kunst, sein Leben nach seinen Vorstellungen so angenehm wie möglich zu gestalten. Wer möchte das nicht können? Sicherlich sind auch Sie nicht abgeneigt. Darum, nehmen Sie Ihr Leben selbst in die Hand, gestalten Sie es nach Ihren eigenen Vorstellungen! So streßfrei und angenehm wie möglich!

Dankbar bin ich für die mir erteilte Lektion in Sachen Lebenskunst, der Anleitung zum Umdenken und der erlernten Möglichkeit zu entspannen. Froh bin ich darüber, daß es die "Biomentale Therapie" gibt, daß ein Arzt sich die Mühe gemacht hat, nach der wahren Ursache der Tinnituserkrankung zu forschen und eine einmalige Behandlungsmethode entwickelt hat. Diese Behandlung schützt und hilft sicherlich nicht nur den Tinnituserkrankten, sondern ist in jedem Fall eine Basis bei allen streßbedingten Erkrankungen. Die "Biomentale Therapie" ist wegweisend und hilfreich für alle gestreßten Menschen. Es sind nur wenige, die in der heutigen Zeit ungestreßt durch's Leben gehen können. Nochmals meinen herzlichsten Dank an Dr. med. Hans Greuel. Ohne seine Therapie zählte ich heute noch zu dem hohen Prozentsatz der Tinnituserkrankten.

Die Biomentale Therapie

und ihre Feinde?

Mittlerweile kämpfe ich nicht mehr gegen Tinnitus und deren Begleiterkrankung, diesen Kampf habe ich dank der Biomentalen Therapie gewonnen. Unverständlicherweise habe ich andere Feinde gefunden, die mit allen Mitteln verhindern möchten, daß die Wirksamkeit der Biomentalen Therapie durch mich, die F&FBS oder durch wen auch immer publik gemacht wird. Wie ernst es diese Menschen und Organisationen meinen, ist mir erst vor gar nicht allzulanger Zeit ganz deutlich klar gemacht geworden. Meinem Buch möchte ich dieses Kapitel noch hinzufügen, denn es dokumentiert, wie schwer es heute leider ist, positive Nachrichten, Erfolge und Heilungsmöglichkeiten zu verbreiten. Folgendes Ereignis möchte, nein, muß ich Ihnen noch mitteilen, vielleicht regt es auch Sie zum Nachdenken an, mit Sicherheit werden Sie es mit Interesse lesen.

Nachdem im Herbst 1995 eine Talkshow gesendet wurde, die das Thema "Tinnitus" als Titel hatte und deren Gäste ausschließlich nicht geheilte Patienten waren, die Ihre Erkrankung zur Schau stellten, ohne Motivation für den noch erkrankten Zuschauer, ohne einen wirklich hilfreichen und erfolgversprechenden Rat, die anstatt Hoffnung zu verbreiten, Resignation erzeugte, stand bei mir das Telefon nicht still. Zu diesem Zeitpunkt war gerade unsere Broschüre "Tinnitus ist heilbar!" erschienen und die Menschen wandten sich nun mit Ihren Problemen an mich. Fassungslosigkeit, Ratlosigkeit und leider auch Depressivität hatte sich durch diese Sendung erneut ausgebreitet. Noch nie hatte ich mit so vielen mutlosen und niedergeschlagenen Menschen reden müssen. Da meine Erfahrung mit dieser Krankheit anders war, ich mit der Schulmedizin keinerlei Erfolge erzielt hatte und eben aus eigener Erfahrung weiß, daß Tinnitus heilbar ist, versuchte ich Mut zu machen und mein Wissen an diese Menschen erneut weiterzugeben. Genau zu dieser Zeit entstand bei mir die Idee, daß es dringend notwendig sei, eine Talkshow zu inszenieren, welche Mut und Hoffnung verbreiten könnte, in denen auch geheilte Patienten zu Wort kommen und Therapien vorgestellt werden, welche wirklich wirksam sind - eben keine schulmedizinischen Behandlungen. Mit letzteren habe ich, wie unzählige andere Patienten auch, keine wirkungsvollen Erfahrungen gemacht, sondern nur mit alternativen Behandlungsmethoden. Mit diesem Vorschlag wandte ich mich an eine Talkshow, die mir dafür geeignet erschien. Mit dem dazugehörigen Begleitschreiben sandte ich unsere Broschüre "Tinnitus ist heilbar!" an den Moderator und wie nicht anders erwartet, meine Idee wurde positiv aufgenommen und man versprach mir, zu gegebener Zeit auf dieses Thema zurückzukommen. Nun wandte sich diese Fernsehgesellschaft vor gar nicht allzulanger Zeit an mich, mit dem Vorschlag, eine Talkshow aufzuzeichnen, die den Titel "Tinnitus" - "Alternative Behandlungen und ihre Heilerfolge" tragen sollte. Zu dieser Sendung sagte ich "ja" und Herr Dr. Greuel und ich wurden eingeladen. Nach einigen Tagen passierte folgendes, mir vollkommen unverständliches: Herr Dr. Greuel wurde ausgeladen, statt dessen wurde ein Schulmediziner eingeladen, der nun als Experte bezeichnet wurde. Als Experte wofür? fragte ich mich. Für die Biomentale Therapie konnte er nicht sprechen, als Schulmediziner kennt er dessen Wirkungsweise nicht und hat auf diesem Gebiet keine Erfahrung. Bei weiteren Gesprächen mit der Redaktion erfuhr ich nun, daß außer mir kein weiterer geheilter Patient zu Wort kommen würde. Die Talkshow wurde mit zwei Ärzten der Schulmedizin und ausschließlich nicht geheilten Patienten besetzt. Das kam mir bekannt vor, es war das gleiche Konzept, welches die Talkshow im Jahr zuvor hatte. Einerseits lag mir viel daran, meine Erfahrungen und Erkenntnisse weiterzugeben, andererseits stand ich nun Medizinern gegenüber, welche die Wirkungsweise der Biomentalen Therapie nicht kannten und eine genau gegenteilige Meinung hatten. Welche Gründe gab es, den wirklichen Experten, Herrn Dr. Greuel, auszuladen? Nach einigem Nachdenken fand ich die einzige für mich mögliche Antwort. Es war der Gedanke und das Gefühl, daß Neid und Mißgunst der Motor waren. Außerdem vermutete ich, daß ein umfangreicheres Bekanntwerden der Biomentalen Therapie verhindert werden sollte. Die ausführliche Darstellung der Biomentalen Therapie wäre nur durch Herrn Dr. Greuel möglich gewesen. Nur er hätte die detaillierte Struktur seiner Behandlung sowie seine Erfahrung mit unzähligen geheilten Patienten, darstellen können. Warum also die Absage an ihn? Diese Gedanken veranlaßten mich zu einer Absage an das Konzept der

Sendung. Somit ging ich keinen schlechten Kompromiß ein, ließ meinen Verstand entscheiden. Es war einfach so, daß ich nicht bereit war, an einer Negativsendung teilzunehmen. Eine Zusage hätte ein ungutes Gefühl bei mir ausgelöst, es hätte ein gewisses Unbehagen verursacht, dem wollte ich mich nicht aussetzen. So konnte Ihnen leider die Biomentale Therapie in dieser Sendung nicht vorgestellt werden, welches auch von der Redaktion sehr bedauert wurde. Jeglicher Versuch, mich umzustimmen mißlang, denn sie wissen ja, mittlerweile komme ich mit dem "Neinsagen" sehr gut zurecht. Der Redaktion möchte ich keinen Vorwurf machen. Sie geriet auf der Suche nach geeigneten Therapien und geheilten Patienten einfach nur an die falschen Berater und an einen Verein, der leider nichts weiter als nicht geheilte Patienten vorweisen konnte. Gerne hätte ich meine Erfahrungen mit der Biomentalen Therapie und meine Erkenntnisse, die ich daraus gewonnen hatte, im Fernsehen weitergegeben, jedoch dann bitte auch fair und im ausgewogenen Verhältnis. Sicherlich werden Sie mit mir übereinstimmen, wenn ich nun sage: Die Gäste waren nicht die Richtigen, das Konzept das Falsche und die

Ärzte nicht die richtigen Experten. Die Gäste sprachen über Suizidabsichten und auch über einen gelungenen Suizidversuch eines nahestehenden Verwandten. Aber ist denn Selbstmord wirklich eine Lösung? Da es doch andere Alternativen gibt! Ein Arzt erzählte über die Erfolge in seiner Klinik, jedoch auch er hatte keinen erfolgreich therapierten Patienten an seiner Seite. Alles in allem war es wieder einmal eine Sendung, welche die Verzweiflung eines Tinnituserkrankten hervorragend darstellte, jedoch ohne jeglichen Hoffnungsschimmer, ohne einen dauerhaften, vorweisbaren Erfolg. Warum eine wirklich gute und erfolgreiche Behandlung dermaßen boykottiert wird, darüber werden Sie sich sicherlich jetzt Ihre eigenen Gedanken machen können! Leider wird so etwas immer auf Kosten der Patienten ausgetragen, denn nur wirklich ausschließlich Sie brauchen Ratschläge und Lösungen, wie Sie von Ihrer Tinnituserkrankung befreit werden können. Und nicht die Meinung vieler Ärzte und eines Vereins, der versucht, den Erkrankten klar zu machen, daß man "lernen muß mit dieser Erkrankung zu leben". Das ist für mich Resignation, eine Form von sich selbst aufgeben. Und das halte ich für gefährlich! Sie haben mein Buch nun gelesen und erkannt, daß es Wege aus dieser Erkrankung gibt. Es bedarf nur der richtigen Behandlung, des richtigen Arztes, des Willens gesund zu werden und der nötigen Motivation. Lassen Sie sich bitte nicht von der Gesundwerdung abhalten. Auch Sie können es schaffen, Sie müssen es nur ernsthaft wollen. Lassen Sie sich auf Ihrem Weg zum Ziel nicht beirren, auch nicht durch Negativaussagen und nicht gut informierte Medien. Tinnitus ist heilbar, Sie sehen es an meinem Beispiel. Die Haltung dieser Redaktion hat mich maßlos enttäuscht. Meine Idee, eine positive, für den Erkrankten motivierende Sendung zu gestalten, war ins genaue Gegenteil umgeschlagen. Das ich an dieser Sendung nicht teilnehmen wollte, dafür werden sie sicherlich Verständnis haben. Diese Entscheidung fiel mir zwar schwer, aber ich bin der Überzeugung, daß sie richtig war. Sie sehen, daß es auch mir nicht leicht gemacht wird meine positiven Erfolge weiterzugeben. Jedoch hoffe ich, für Sie, die an Tinnituserkrankten, daß Sie kritisch und realistisch genug sind, sich und die Hoffnung auf Genesung nicht einfach aufzugeben. Ihren Weg zum Ziel finden und sich nicht durch Menschen beirren lassen, die etwas anderes behaupten. Eine Resignation, ein sich mit der Krankheit abfinden müssen, wäre für Sie sehr bedauerlich. Beispiele, Tips und Ratschläge haben sie durch dieses Buch von mir bekommen. Nun liegt es an Ihnen, diese für sich zu verwerten. Machen Sie sich auf den Weg, setzen auch Sie sich das Ziel gesund zu werden. Steine werden Ihnen immer wieder in den Weg gelegt werden, mein Beispiel zeigt es Ihnen. Doch wenn Ihnen Ihr Ziel klar ist, werden sie jede Hürde überwinden können. Sie müssen nur an sich glauben. Mein Ziel habe ich erreicht, ich lebe ohne Tinnitus. Nun habe ich mir zum Ziel gesetzt, den Weg zur Gesundung durch die Biomentale Therapie, soweit wie es mir möglich ist, zu verbreiten. Es ist, wie sie soeben gelesen haben, kein einfaches Ziel und der Weg dorthin voller Stolpersteine. Doch auch dieses Mal möchte ich mich nicht beirren lassen, ausschließlich aus dem Grund, weil ich weiß wie schwer es ist, mit Tinnitus und deren Begleiterkrankungen leben zu müssen. Auch durch die Aussagen der von mir aufgesuchten Ärzte und die viel verbreitete Hoffnungslosigkeit um mich herum, zeitweilig mutlos gemacht, habe ich nun doch endlich erfahren, wie schön es ist, frei von dieser Erkrankung zu sein, gesund zu leben. Ihnen wünsche ich das Gleiche. Machen sie sich stark, es lohnt sich.

Nachwort

Wer ist kompetent?

Karin Peperkorn ist in in der Tinnitus - Selbsthilfe **F&FBS** (Freunde & Förderer der Biomentalen Selbsthilfe) aktiv und auch kompetent. Das kann sie auch sein, denn sie ist geheilt. Sie leitet allerdings keine Selbsthilfegruppe, sondern beschränkt sich auf Autorentätigkeiten und Beratungen (**TinnitusTeleklinik**: Tel. 0201- 778410).

Es gibt aber viele Selbsthilfegruppen, also Gruppen von Menschen, die unter den gleichen Problemen, Krankheiten oder Beschwerden zu leiden haben und sich zusammengeschlossen haben, um sich gegenseitig zu helfen. Bevor man sich einer solchen Gruppe anschließt, sollte man darauf achten, daß mindestens einer der leitenden Mitglieder selbst betroffen war und durch bewußtes Handeln, und nicht durch Zufall incl. seiner unbewußten Reaktionen geheilt ist, denn wie soll er sonst anderen helfen können?

Vorsicht vor falschen Propheten!

Leider gibt es aber auch Gruppen, die sich Selbsthilfegruppen nennen, obwohl deren Initiatoren selbst noch auf der Suche nach Linderung oder Heilung sind oder die Suche sogar aufgegeben haben. Sie empfehlen, um überhaupt aktiv zu wirken, wahllos diffuse Vorschläge und Hilfsmittel, die ihnen selbst aber auch nicht geholfen haben. Die Wirkung dieser "Vorbilder" auf die Menschen in der Gruppe ist gefährlich, weil sie demotiviert, zur Resignation, ja zur Aufgabe und Unbehandelbarkeit führen kann.

Es ist allzuleicht für jemanden, der selbst noch auf der Suche ist, eine Gruppe zu leiten, denn er muß und kann auch nichts vermitteln, er kann nur sich und anderen sagen: "Es geht uns schlecht, wir müssen lernen, mit unseren Beschwerden zu leben." Diese Aussage allerdings kann für einen Betroffenen verhängnisvoll sein.

Das Ziel dieser sektenartigen Gruppen ist leicht zu durchschauen: Es ist das Streben nach steigenden Mitgliederzahlen, nach deren Beiträgen und Spenden und nach Macht und Anerkennung. Die Mitglieder werden bewußt demotiviert, indem z.B. Therapieerfolge verschwiegen werden. Das führt zwangsläufig zu einer psychischen Abhängigkeit zu diesen Gruppen, was die Beiträge sichert.

Annäherung der Schulmedizin

Eine ähnliche Aussage wird aber auch von vielen Ärzten gebraucht: "Tinnitus ist noch nicht heilbar, Sie müssen lernen, mit ihm zu leben", obwohl sie duch Literatur wissen müßten, daß es eine heilsame Methode, die Biomentale Therapie, gibt.
Mittlerweile treten renommierte Universitätsprofessoren mit neuen Erkenntnissen an die Öffentlichkeit, die sich sich wie Zitate aus meinen Büchern anhören, die ich vor mehr als zehn Jahren geschrieben habe. Wenn diese wissenschaftlich kompetenten Autoren schon meine Literaturquelle nicht angeben, dann bestätigen sie wenigstens meine Ansichten und Ergebnisse. Eines Tages wird es sicherlich eine Behandlungskombination geben, die zwar mit meiner jetzigen (zur Zeit noch "nicht wissenschaftlich allgemein anerkannt") identisch ist, aber vermutlich einen anderen Namen tragen wird. Diese wird, da sie scheinbar an einer Universität entstand, als wissenschaftlich anerkannt gelten und von den Krankenkassen bedenkenlos akzeptiert.

Forschung und Finanzierung

Obwohl mittlerweile Wissenschaftler, sogar Nobelpreisträger nicht mehr ausschließlich an Universitäten forschen, sondern immer häufiger an Privatinstituten, scheint es immer noch unerträglich zu sein, wenn ein junger Arzt mit 31 Jahren, so jung war ich damals, eine Behandlungsmethode entdeckt, nach der jahrzehntelang an allen Universitäten der Welt geforscht wurde. Um diese Behandlungsmethode nun der Allgemeinheit zu gute kommen zu lassen, ist Forschung und Lehre erforderlich, die ein Privatinstitut selbst finanzieren muß, denn es bekommt keine staatliche Unterstützung wie die Universitäten. Nur aus diesem Grund ist die Behandlung, die Biomentale Therapie, zwar bis zur Perfektion ausgereift, aber die Ausbildung anderer Ärzte steht noch aus.

Ferner wäre die Biomentale Therapie in veränderter Form auch für andere Krankheiten, die auf psycho-neuro-endokrino-immunologischem (PNI) Wege entstehen, nutzbar. Leider gibt es das nur in den USA, hierzulande hält man immer noch an dem Aberglauben fest, daß Chemie und neuerdings auch die Gentechnik, in die die meisten Forschungsgelder investiert werden, wirkungsvoller sind, als die Kraft des Unterbewußtseins und seiner psychophysiologischen Mechanismen. Doch diese gehören zur Natur des Menschen und

die Natur setzt sich immer durch!
Wenn Sie unsere Forschungs- und Weiterbildungsaktivitäten finanziell unterstützen möchten, dann werden Sie doch Fördermitglied bei der
Tinnitus-Hilfe e.V.(TH),
gemeinnützige Hilfsorganisation,
Moorenstr. 31, 45131 Essen, Tel/Fax: 02 01 - 79 81 78,
Bankverbindung Commerzbank Essen,
BLZ 360 400 39, Konto Nr. 300 466 0

Hochachtung vor "Helfen ohne Eigennutz"

Die meisten geheilten Menschen wollen nie mehr in ihrem Leben mit ihrem Leiden konfrontiert werden, denn die Erinnerungen daran sind zu schmerzlich. Die Motivation, eine Selbsthilfegruppe zu leiten, ist bei ihnen gleich Null.

Karin Peperkorn ist eine von vielen, die als geheilt gilt. Sie ist aber trotzdem als eine der wenigen motiviert, anderen zu helfen. Sie fühlt sich stark genug, mit der Erinnerung an ihre jahrelange Leidensgeschichte fertig zu werden, wenn sie darüber berichtet, um Betroffenen einen Ausweg aus ihrem Leiden aufzuzeigen. Das tut sie mit großem Engagement. Schon in dem Büchlein "Tinnitus ist heilbar" hat sie mit ihrem Bericht tausenden von

Menschen geholfen, ihnen Mut und Hoffnung gegeben. Die dadurch entstandene Motivation bei den Betroffenen hat vielen von ihnen geholfen, sich von den Dogmen "Sie müssen lernen, mit Ihrem Tinnitus zu leben" zu befreien und sich für die eigene Gesundheit und die Chance auf Heilung zu engagieren. Der Erfolg blieb nicht aus.

Ihr Kampf gegen die Lüge von der Unheilbarkeit ist einer gegen den eigenen Tinnitus gewesen und ein weiterer gegen die eigenen Zweifel, zumal meine Meinung und Erfahrung gegen die sämtlicher anerkannten Wissenschaftler stand und oft noch steht, obwohl schon Annäherungen bzw. Bestätigungen (s.o.) zu finden sind.

Selbstverantwortung, Achtsamkeit und Disziplin
Mir persönlich geht es sicherlich nicht darum, daß alle betroffenen Hörsturz-, Tinnitus- und Morbus Menière-Patienten in meine Behandlung kommen. Das wäre auch gar nicht möglich. (Übrigens, nicht ich heile Patienten, sondern ich vermittle den Patienten eine Technik, natürlich unter persönlicher Anleitung, mit der sie sich selber helfen und ggf. heilen können.) Mir geht es schließ-

lich und endlich darum, daß die Informationen, vielleicht auch die Vermittlung von Techniken, für die Betroffenen immer umfangreicher und detaillierter werden, daß Selbsthilfe und Selbstheilung bereits im Anfangsstadium der Erkrankung, also präventiv möglich wird. Dabei setze ich allerdings auf Selbstverantwortung, Achtsamkeit und Disziplin.

Ihr
Dr. med. Hans Greuel

Folgende Hilfen für Menschen mit Hörsturz, Schwindel und Ohrensausen bietet der Verlag Dr. Greuel GmbH unter dem Markenzeichen Teleklinik® an:

Viel um die Ohren - Hörsturz, Schwindel, Ohrensausen.
Dieses Buch gibt es bereits seit 1986 und ist immer noch hochaktuell. Es beinhaltet die Einstiegsinformationen für das Selbstverständnis des Hörsturz- Tinnitus- und M. Menière-betroffenen.
3. verbesserte Auflage 1993, 128 S., 13 Ill., 1 Tab., kt., DM 24,80. ISBN 39801 449-1-7

Up to the ears - Sudden Deafness, Vertigo, Tinnitus.
Hierbei handelt es sich um die englische Übersetzung des Buches "Viel um die Ohren".
3rd. revision edition 1989, 123 p., 13 ill., 1 tab., ct., DM 24,80.
ISBN 39801 449-2-5

DIE BIOMENTALE THERAPIE

In diesem Buch wird der Inhalt des Forschungsberichtes 214b Sozialforschung, der vom Bundesminister für Arbeit und Soziales in Auftrag gegeben wurde, wiedergegeben und mit Kommentaren des Autors versehen.

2. verbesserte Auflage 1994, 106 S., 23 Abb., kt., DM 22,50.

ISBN 3 9801 449-4-1

Tinnitus ist heilbar! - **Erfahrungen geheilter Tinnitus-, Hörsturz- und Morbus Menière-Patienten mit der Biomentalen Therapie in Beiträgen von Erika Jacobs, Karin Peperkorn und anderen.**

1. Auflage 1995, 70 S., kt., DM 19,80.

ISBN 3 9801 449-7-6

Das Zeitalter des Hörsturzes - **Risiken Gefahren Ursache; Vorbeugung Chance Heilung.**

Das Buch kommt einem Lexikon der (meist unbekannten und nicht wahrnehmbaren) Gesundheitsrisiken gleich und einem Ratgeber zu deren Vermeidung.

1.Auflage 1996, 224S., kt., DM 44,80.

ISBN 39801449-9-2.

BGL Beratung für Ganzheitliche Lebensführung Karin Peperkorn:

02 01 - 77 84 10, Beratung, auch telefonisch, gegen Honorar möglich.